LEÇONS

DE

CLINIQUE OBSTÉTRICALE

PAR

Le Dr QUEIREL
Professeur de clinique obstétricale à l'École de médecine et de pharmacie de Marseille,
Membre correspondant de l'Académie de médecine.

DEUXIÈME SÉRIE

Avec une Préface du Professeur PINARD

PARIS
G. STEINHEIL, ÉDITEUR
2, RUE CASIMIR-DELAVIGNE, 2

MCMV

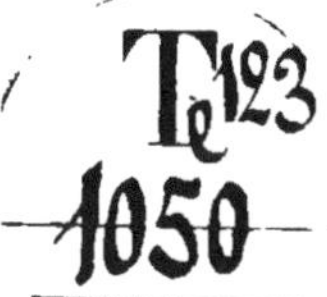

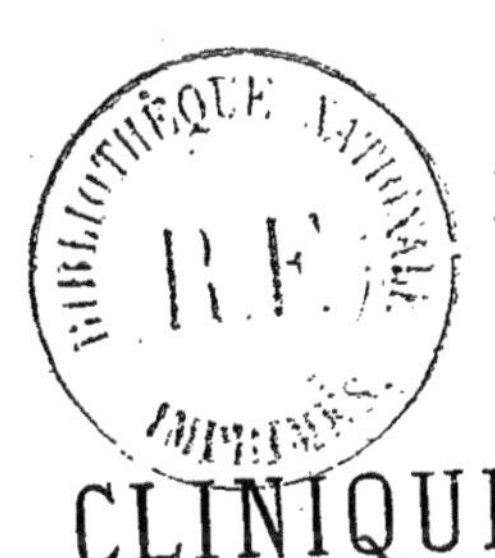

LEÇONS

DE

CLINIQUE OBSTÉTRICALE

A LA MÊME LIBRAIRIE

LEÇONS
DE
CLINIQUE OBSTÉTRICALE

PAR

LE Pr QUEIREL

PREMIÈRE SÉRIE

De l'antisepsie obstétricale.—Indications et conditions d'une application de forceps. — Conduite à tenir dans les bassins viciés. — De la basiotripsie. — Basiotripsie et symphyséotomie. — La symphyséotomie et le forceps au détroit supérieur. — De l'hématocèle pelvienne. — Grossesse extra-utérine. — Sur l'obstruction abdominale. — De la rigidité du col. — De l'inversion utérine. — De la môle vésiculaire. — Thrombus pédiculé du vagin. — De la procidence du cordon. — Du céphalématome. — Du purpura. — De l'ophtalmie congénitale. — Tuberculose et grossesse. — De l'infection puerpérale.

1 vol. in-8 de 296 pages avec graphiques. — PRIX : **6 francs.**

LEÇONS

DE

CLINIQUE OBSTÉTRICALE

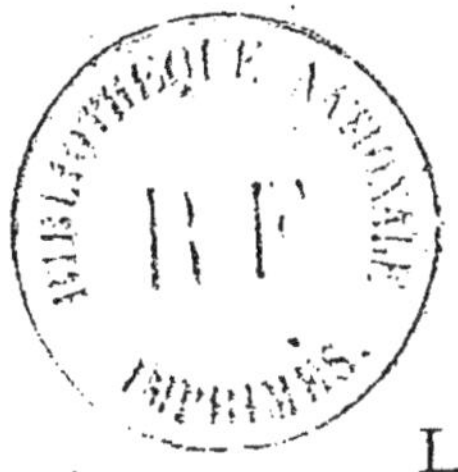

PAR

Le Dr QUEIREL
Professeur de clinique obstétricale à l'École de médecine et de pharmacie
de Marseille,
Membre correspondant de l'Académie de médecine.

DEUXIÈME SÉRIE

Avec une Préface du Professeur PINARD

PARIS
G. STEINHEIL, ÉDITEUR
2, RUE CASIMIR-DELAVIGNE, 2

MCMV

PRÉFACE

En publiant ce deuxième volume de *Leçons cliniques obstétricales*, le Professeur Queirel se définit lui-même. Une fois de plus, il démontre ce qu'il est, ce qu'il fait, ce qu'il veut.

Le reflet de son enseignement éclaire et met en relief le caractère, et j'ose le dire, les qualités du Professeur de Clinique obstétricale de l'Ecole de Marseille.

Nous le voyons non seulement, *Enseigneur*, mais véritable *Educateur*.

Loin de se confiner dans l'exposé d'une érudition livresque, que nul ne possède plus que lui, il montre que de l'accumulation des faits bien observés, se dégagent seulement des idées et des notions vraies.

Il a compris depuis longtemps, lui aussi, que l'art des accouchements ne consiste pas seulement dans la connaissance du mode suivant lequel le fœtus traverse le bassin, mais comporte l'étude de tout ce qui intéresse la *conservation et l'amélioration de l'Espèce humaine*.

Aussi ne devra-t-on pas être étonné de rencontrer dans ce livre, une série de leçons sur la *Syphilis obstétricale,* qui occupe presque le quart de ce volume et dont la lecture de chacune sera aussi intéressante que fructueuse pour tous.

Les chapitres consacrés à l'étude de l'*Hystéropexie et Puer-*

péralité, de la *Néphropexie et Grossesse*, témoignent des qualités cliniques et des idées évolutionnaires de l'auteur. Les autres montrent sa maîtrise dans l'obstétrique opératoire. Aussi, ce livre n'avait pas besoin de Préface. Si j'ai cédé au désir de mon ami, je n'ai eu d'autre but, en écrivant ces quelques mots, que de lui donner une nouvelle preuve de mon affectueuse et profonde estime.

ADOLPHE PINARD.

PREMIÈRE LEÇON

DE LA SYPHILIS AU POINT DE VUE OBSTÉTRICAL.

MESSIEURS,

Il est deux moyens pour un professeur de clinique d'intéresser son auditoire : le premier de faire passer sous ses yeux un de ces faits rares qu'on rencontre plus souvent dans les hôpitaux que dans la clientèle, à raison des nombreux malades qui défilent dans les services ; le professeur, en ce sens essentiellement opportuniste, ne doit pas manquer de saisir l'occasion de l'étudier ; le second, peut-être moins attrayant mais plus utile, en ce sens qu'il s'adresse à un plus grand nombre d'élèves, est au contraire d'examiner d'une façon complète les faits communs en face desquels peut se trouver journellement le praticien. Ces réflexions me sont venues à l'esprit en présence des cas cliniques que je veux vous présenter aujourd'hui ; ils appartiennent à la seconde catégorie, mais n'en auront pas moins d'intérêt pour cela ; car vous allez voir comment du fait particulier nous pourrons nous élever à des idées générales de la plus haute importance.

Les faits cliniques, les voici :

OBS. I. — M. L..., 28 ans, primipare, accouchait prématurément le 23 janvier 1904, au 8e mois, d'un enfant mort et macéré, pesant 1.620 grammes, avec un placenta, présentant de nombreux îlots sclérosés et pesant 760 grammes. Il y avait hydramnios. Je vous présente ici ce fœtus et ses annexes. Comme vous le voyez cet enfant offre sur la peau des phlyctènes, les unes intactes, remplies de sérosité sanguinolente, les autres déchirées, l'épiderme détaché laissant le derme dénudé, rouge, violacé. De plus, le ventre de ce fœtus a une forme particulière : celle d'un batracien, et il est facile de se convaincre que la cavité péritonéale est distendue par du liquide. En un mot, c'est un bel exemple de fœtus mort-né, flasque et macéré.

Cet autre fœtus,né vivant,avec un ventre développé,présente du pemphigus des pieds et des mains. Il a succombé vingt-quatre heures après sa naissance. Ce troisième enfin présente des ecchymoses, des marbrures sur tout le corps, il est atteint de purpura de Werlof, maladie sur laquelle j'ai déjà eu l'occasion d'appeler votre attention. Il succomba, le deuxième jour après sa naissance, en rendant du sang par la bouche. Vous trouverez l'observation *in extenso* aux pièces justificatives (Obs. II).

Pouvons-nous dire quelle est la cause de la mort de ces trois fœtus et à quelle maladie ils ont succombé, soit avant, soit après leur naissance? Incontestablement oui ! et je vous entends déjà prononcer le mot de syphilis ! Syphilis héréditaire, syphilis congénitale, ce sont les méfaits de cette maladie que je veux étudier aujourd'hui.

Il est d'abord évident que tout enfant naissant avec des symptômes ou des stigmates de syphilis ne peut la tenir que de ses parents. Il en hérite plus fatalement que de toute autre maladie ; mais il hérite d'une syphilis qui a déjà évolué et dont le premier symptôme se perd pour lui dans la nuit des temps, c'est-à-dire chez ses ascendants. Remarquez, en effet que le chancre, le symptôme initial, manque chez le syphilitique congénital, c'est ce qui a fait dire au grand syphilographe Fournier, que l'hérédo-syphilis est une syphilis décapitée. Mais ce n'est pas comme la bonne femme sans tête : pour n'avoir pas de tête, au contraire, l'hérédo-syphilis n'en est que pire, à savoir plus grave. Aussi devez-vous mieux la connaître pour la combattre et la dépister quand elle n'est pas évidente comme dans les faits que je vous ai présentés.

Examinons la question comme accoucheur et comme médecin.

Les femmes syphilitiques accouchent tantôt d'enfants vivants, tantôt d'enfants morts, plus souvent morts que vivants : 68 0/0 de mort-nés, d'après Fournier, 77 0/0 d'après d'autres auteurs. Quand les enfants sont vivants, l'accouchement ne présente rien de particulier, la délivrance seule pourra offrir quelques difficultés à raison du volume et de la friabilité du placenta.

Quand le fœtus est mort non seulement vous n'entendez plus les bruits du cœur, avant le travail, non seulement vous avez quelques commémoratifs du côté des seins : fluxion laiteuse suivie de flaccidité ; mais au palper vous trouvez un fœtus le plus souvent flasque, mou, car il y a des chances pour qu'il soit macéré. Vous pourrez encore, ainsi que l'a indiqué le professeur Pinard, sentir la crépitation osseuse du crâne. Un symptôme auquel j'attache une grande valeur et qui attirera votre attention, c'est l'augmentation rapide du volume du ventre depuis que la femme n'a plus senti de mouvements actifs et la constatation de la fluctuation, avec un utérus tendu, à paroi rigide, c'est-à-dire qu'il y a hydramnios évidente.

Quand les membranes seront rompues, le liquide amniotique qui s'écoulera sera sanguinolent, c'est la sérosité des phlyctènes cutanées qui le colorera. A ces signes vous pourrez diagnostiquer un fœtus mort, macéré et probablement syphilitique ? En effet, de toutes les causes de mort du fœtus dans le sein maternel, celle qui produit le plus souvent la macération c'est la syphilis.

Brion dans sa consciencieuse thèse, 1892, donne la statistique suivante : sur 434 accouchements de syphilitiques où l'état de l'enfant a été noté :

235 fois il est sorti vivant (14 morts durant le travail) ;

199 fois il est sorti mort et macéré.

Autrement dit, sur 213 enfants tués par la vérole, 199 étaient macérés.

C'est aussi dans la syphilis comme cause d'accouchement prématuré ou d'avortement que le fœtus vient le plus souvent mort-né. On peut presque dire que c'est la règle.

Exemples :

Insertion vicieuse :	48 vivants,	15 morts,	1 mort pend. le trav.
Albuminurie. . .	12 »	13 »	2 »
Syphilis.	10 »	40 »	2 »

Sur 52 avortements syphilitiques, Pinard a trouvé seulement 10 fœtus nés vivants.

Les causes les plus fréquentes de l'avortement sont :

1° Insertion vicieuse.	64
2° Syphilis.	52
3° Albuminurie.	27
4° Hydramnios	13
5° Malformations, etc., etc	7

(Ribemont-Dessaignes et Lepage.)

Au Congrès de Marseille, 1898, je disais :

La cause la plus importante de l'accouchement prématuré spontané est incontestablement, ainsi que l'avait démontré M. le professeur Pinard, l'insertion du placenta sur le segment inférieur de l'utérus. On en relève 291 cas sur les 462 observations que nous présentons, c'est-à-dire plus de la moitié, soit ayant agi isolément, soit associés aux causes qu'on a pu noter dans 156 observations ; qui sont :

Syphilis.	66, presque la moitié.
Albuminurie	34, dont 13 éclamptiques.
Grippe	11
Grossesse gémellaire	10
Fièvre typhoïde	6
Variole	5
Misère physiologique	5
Hydramnios.	5
Pneumonie.	3

Tuberculose pulmonaire	3
Ictère.	3
Bassins rétrécis	2
Fièvre intermittente	2
Bronchite aiguë.	1

On voit que 17 fois, soit 1/9, est dû à une cause mécanique (hydramnios (1), bassins rétrécis, grossesse gémellaire).

31 fois c'est une affection étrangère à la grossesse qui a retenti sur elle pour l'abréger, soit le 1/5 ; tandis que la syphilis occupe le premier rang comme cause d'accidents prématurés, bien avant l'albuminurie, deux fois moins fréquente.

Je disais encore : si la mortalité des mères a été nulle, celle des enfants a été vraiment effrayante.

Ces 462 accouchements prématurés ont donné le jour à 468 enfants (6 grossesses gémellaires),

333 nés vivants.
135 nés morts, dont 55 macérés, presque tous syphilitiques.
468

Soit une proportion de 40 0/0 de mort-nés.

Sur ces 333 vivants, 111 ont succombé avant leur sortie du service, c'est-à-dire avant le 12e jour ; il n'en est sorti que 222, un peu plus de 47 0/0, un peu moins de la moitié, par conséquent la mortalité infantile, dans les accouchements prématurés spontanés, atteint plus de la moitié, 246/468.

Vous avez vu ces jours-ci un avortement d'un fœtus de 5 mois qui a vécu 12 heures, et, bien que le placenta parut altéré, vous m'avez entendu dire que la syphilis était probablement étrangère à cette expulsion prématurée ? En effet, le placenta examiné par M. Dumon, notre distingué chef de clinique, n'a pas présenté les lésions caractéristiques de la syphilis dont nous parlerons plus tard (voir *Pièces justificatives*, n° II). Ce qu'il faut retenir pour le moment, c'est que la mort du fœtus est exceptionnelle dans l'avor-

(1) Et encore l'hydramnios paraît être rattachée à la syphilis.

tement en dehors de la syphilis et de l'albuminurie que je mets à part parce que le diagnostic est alors facile.

Vous pourrez donc vous demander quand vous recevrez un fœtus mort et macéré, s'il n'est pas syphilitique ? C'est la première chose à laquelle vous devrez penser, et il ne sera pas indifférent de faire ce diagnostic rétrospectif ; car s'il n'y a pas de remède pour le passé, il y en a pour l'avenir. Si vous n'avez pu empêcher cet enfant de mourir, vous pourrez préserver ses frères futurs et les faire vivre. Si au contraire le fœtus est vivant, vous avez d'autres questions importantes qui se posent et sur lesquelles nous nous expliquerons dans la suite ; pour aujourd'hui, nous allons nous borner à relever les lésions produites par la syphilis dans le sein maternel ; nous verrons après l'influence de la syphilis sur la grossesse et sur la procréation.

Parmi ces lésions, il en est une qui a une signification pathognomonique : c'est le pemphigus ! que l'enfant soit mort ou vivant, s'il est atteint de pemphigus à la plante des pieds et à la paume des mains, il est sûrement syphilitique. On a décrit un pemphigus, rare du reste, chez les enfants non syphilitiques, mais il n'apparaît que plus tard. Celui que vous constatez à la naissance et même durant la première semaine ne reconnaît pas d'autre cause que la syphilis congénitale.

En dehors de cette affection bulleuse, il existe d'autres manifestations cutanées, très variables, pathognomoniques aussi, lorsque plusieurs de leurs caractères sont réunis : par exemple la coloration jambon, l'induration, la symétrie et le groupement circiné de macules, de plaques papuleuses, auxquels s'ajoute chez le fœtus vivant l'absence de douleur et de prurit. Le prurit se montre très rarement dans les affections syphilitiques de la peau et il est dû, quand on le rencontre, à une autre lésion cutanée d'une autre nature qui se greffe sur la première.

Signalons en passant le coryza qui a une grande signification et aussi les érosions persistantes du pourtour de l'orifice sur les autres muqueuses que la pituitaire.

Avec les lésions cutanées, vous trouverez d'autres lésions plus graves parce qu'elles atteignent des organes plus nobles, ce sont des lésions viscérales et en particulier celles du foie. Vous savez quelle place occupe le foie dans l'abdomen du fœtus, je n'en parle, pour le moment, qu'au point de vue physique. Eh bien ! il est encore augmenté de volume, augmentation qui se complique d'épanchement péritonéal, c'est ce qui donne au ventre de ces nouveau-nés, morts ou vivants, l'aspect de celui des batraciens, c'est-à-dire celui de l'ascite.

Au niveau de la cicatrice ombilicale le bout du cordon sectionné est œdématié, gros comme un boudin. Vous savez qu'il contient la veine ombilicale et quel rapport a ce faisceau avec le foie.

Ce dernier organe paraissant altéré macroscopiquement l'est encore plus dans l'intimité de son tissu. Ce sont des lésions anatomo-pathologiques bien décrites dans les auteurs et que M. Dumon a presque toutes retrouvées dans nos nécropsies. Lésions vasculaires, infiltrations des espaces-porte, cirrhose particulière pouvant donner l'aspect de pierre à fusil au tissu hépatique. Quelquefois il existe dans l'intimité de ce parenchyme des gommes plus ou moins grosses ou microscopiques.

La rate aussi souvent que le foie est touchée. Son volume et son poids sont accrus, et cet accroissement est un des éléments du diagnostic, même chez l'enfant vivant. Dans les petits cadavres de syphilitiques, on trouve que le poids dépasse la normale de 5, 10, 15 grammes, c'est-à-dire que de 8 grammes, il arrive à 10, 20, 30 et plus, cette rencontre est banale à force d'être fréquente.

Le thymus, les reins, le cœur, les poumons, les plèvres et le péricarde présentent, outre les lésions ordinaires de la congestion, des altérations profondes de même nature que celles du foie. Les capsules surrénales sont altérées aussi. Le Dr Petit, un de nos anciens internes, a fait sa thèse sur ce sujet encore peu exploré.

Notons aussi que l'hydrocèle est fréquente chez les fœtus mâles.

Les centres nerveux n'échappent pas à l'action du processus

syphilitique, et la sclérose ou l'atrophie des éléments nerveux expliquent certains défauts de développement ou des malformations communes chez les petits syphilitiques.

Vous connaissez les recherches intéressantes de mon collègue et ami le professeur d'Astros sur l'hydrocéphalie dont la syphilis est encore une des principales causes et vous n'aurez qu'à feuilleter nos registres d'observations pour y trouver une ample moisson, trop ample, de faits de malformations congénitales, voire de transposition de viscères.

Vous en avez vu ces jours derniers un superbe cas que notre interne, M. Combe, a photographié et disséqué dont voici le résumé.

Obs. III. — Fœtus volumineux, pesant 3.220 grammes et ne présentant aucune anomalie extérieure.

A l'ouverture de la cage thoracique on constate du côté gauche une perte de substance du diaphragme dont la foliole gauche est représentée par une simple bandelette musculo-aponévrotique tendue à la partie antérieure du thorax.

A travers cette vaste brèche se sont engagés le lobe gauche du foie, une grande partie de l'intestin grêle, l'estomac et la rate.

Tous ces organes sont recouverts par un feuillet pariétal du péritoine, analogue au sac des hernies. Ils ont envahi la partie gauche du thorax repoussant à droite le cœur et les poumons. Ceux-ci ne présentent pas d'arrêt de développement ni de lésions organiques. L'impossibilité de l'établissement de la respiration était due simplement à la gêne mécanique.

En 1899, notre ancien interne, M. Eynard, a publié un cas à peu près semblable de notre service et je relève comme cause probable de cette anomalie la syphilis, car la mère était syphilitique et le placenta pesait 670 grammes, le fœtus 2.800 (14 déc. 1898). Quelques jours avant, nous avions pu observer (4 déc. 1898) un cas de malformation congénitale du cœur.

D'autres malformations, arrêts de développement, fissures, pertes de substance, etc., portent sur le système osseux. On les observe fréquemment, je n'ai qu'à vous les nommer : bec-de-lièvre, pieds-bots, spina-bifida, encéphalocèles, anencéphalies, etc., toutes lésions relevant de la tare syphilitique et coïncidant, 50 0/0, avec cette complication de la grossesse qu'on appelle l'hydramnios, elle-même syphilitique dans la moitié des cas.

Vous comprendrez facilement qu'une maladie générale faisant sentir son action sur tant d'organes et sur des tissus si variés puisse présenter un caractère de gravité énorme et offrir des manifestations pathologiques multiples, et bien, ce n'est pas tout : à côté de fœtus, tués par la syphilis avec des lésions appréciables, il en est un certain nombre qui ne présentent rien d'apparent macroscopiquement, ni microscopiquement, et dans ce cas-là, c'est dans le placenta qu'il faudra aller chercher la lésion fœticide.

C'est ce que nous étudierons dans la prochaine leçon.

DEUXIÈME LEÇON

SYPHILIS PLACENTAIRE

Messieurs,

S'il est un point définitivement acquis dans cette question de la syphilis qui, vous le verrez, présente encore trop d'obscurité, c'est certainement l'influence des lésions placentaires sur la vie du fœtus. Nous allons l'examiner de près.

Et d'abord ces lésions sont-elles constantes ? Si l'on ne peut l'affirmer, au moins peut-on dire qu'elles sont fréquentes et d'une telle fréquence qu'il est permis, dans le cas où l'on n'a pas examiné le placenta au point de vue histologique, de les soupçonner à quelques signes macroscopiques sur lesquels le Dr Pinard a insisté depuis longtemps.

L'aspect du placenta des femmes syphilitiques est particulier : il est pâle, il est aussi plus friable que le placenta normal. Vous en avez vu un très bel exemple l'autre jour, il ressemblait à du hâchis de porc, pour me servir d'une comparaison faite par Pinard ; ses sillons étaient plus profonds et enfin, caractère qui saute aux yeux et que j'ai gardé pour le dernier parce que je veux y insister, il est plus gros, plus gros et plus lourd !

Vous savez que le poids moyen du placenta est au poids moyen du fœtus à terme, dans les cas normaux, comme un est à six. Pour un fœtus syphilitique, il est de 1 à 4 et ce rapport augmente encore si on examine les cas d'accouchements prématurés et plus encore les cas d'avortements qui ne sont pas rares chez les sujets syphilitiques. Nous verrons dans une prochaine leçon l'influence de la syphilis sur la marche de la grossesse ; pour le moment notons ce que nous trouvons dans nos statistiques, comme dans celles de tous les accoucheurs, c'est-à-dire que le rapport monte de 1 à 3, de 1 à 2 à mesure que nous nous rapprochons des premiers mois de la gestation et même nous trouvons des cas où le fœtus n'est pas plus lourd que le placenta, voire d'autres, assez nombreux, où il n'est que la moitié de celui-ci ! En voulez-vous des exemples ?

Obs. 401. — Ipare, 22 ans, syphilitique secondaire, avortement à 5 mois, fœtus 520, placenta 580.

Obs. 96. — Ipare, 20 ans, syphilis secondaire, avortement à 6 mois, fœtus 800, placenta 1500.

J'ai pris ces deux cas au hasard dans ma statistique. Si nous consultons celles de Baudelocque, où le professeur Pinard fait recueillir et publier intégralement toutes les observations, nous trouvons des faits semblables et très suggestifs.

Par exemple :

Obs. 838 (mai 1896). — IIpare, 29 ans, fœtus mort et macéré, 2.230 grammes, placenta 1.120 grammes.

Obs. 2185 (1899). — Ipare, 19 ans, accouchement 7e mois, fœtus mort et macéré, 1.220 grammes, placenta 1.010 grammes.

Obs. 339 (1901). — Ipare, 21 ans, accouchement 7e mois, fœtus mort et macéré, 2.940 grammes, placenta 1.752 grammes.

Evidemment j'ai pris des cas saillants où la disproportion entre le placenta et le fœtus est flagrante, mais que de fois on trouve, quoique moins exagérés, des arrière-faits dont le poids l'emporte de beaucoup sur la moyenne normale.

Messieurs, cette augmentation de poids du placenta, augmentation absolue, augmentation relative, a une importance capitale et une signification univoque. Il n'y a pas d'autre cause en effet que les modifications spécifiques du placenta qui puisse la produire.

Avant même d'étudier les altérations syphilitiques du délivrée, on a étudié les altérations dues à l'albuminurie et les recherches premières, même la conception de cette idée que la constitution du gâteau placentaire devait influer sur la nutrition du fœtus, ne datent pas de longtemps. C'est à Jacquemier, en 1838 (*Arch. gén. de méd.*), et 1846 (*Manuel d'acc.*), que l'on doit la première étude des hémorrhagies du placenta, encore ne leur assigne-t-il pas comme cause l'albuminurie dont on ne parlait pas encore à cette époque, où Cahn se demandait si les hémorrhagies placentaires n'avaient pas quelque influence sur la vie du fœtus.

Plus tard, quand on connut enfin la grande place qu'occupait l'albuminurie dans la pathologie de la grossesse, Chantreuil, dans ses *Leçons cliniques*, 1879-1881, entrevoyait bien et indiquait déjà le rapport de l'albuminurie et des hémorrhagies placentaires. Rouhaud, sous l'inspiration de Pinard, son maître, en 1886, faisait sa thèse sur ce sujet et trouvait 47 0/0 de cas où les albuminuriques présentaient des lésions du placenta. En 1896, Rémond Martin envisageait la question d'une façon plus générale et dans sa thèse étudiait non seulement l'influence des lésions dues à l'albuminurie, mais aussi celles de la syphilis. Mais déjà en 1893, une thèse de Bridier, sous la direction de Pinard, avait traité du rapport du poids du fœtus et du poids du placenta dans l'albuminurie et la syphilis et l'on peut dire que le maître de Baudelocque, depuis de longues années, ne cesse de montrer la répercussion des lésions placentaires, albuminuriques ou syphilitiques, sur l'organisme fœtal. C'est lui qui a insisté sur la disproportion que je vous ai signalée entre le poids du fœtus et celui du placenta chez les sujets syphilitiques !

On a voulu rapprocher les lésions placentaires dues à l'albuminurie et celles dues à la syphilis et l'on s'est demandé s'il ne pourrait pas y avoir confusion ? Notons d'abord qu'une syphilitique peut être aussi albuminurique, mais à part cela, le placenta albuminurique se présente sous un autre aspect que le syphilitique :

il est moins gros, moins lourd, le rapport avec le poids du fœtus n'est que de 1 à 5,8 et celui des albuminuriques qui ne présentent pas de lésions placentaires n'est que de 1 à 6,2 : il présente des foyers hémorrhagiques récents ou anciens, sur lesquels je n'ai pas à m'étendre ici, mais qui lui donnent quelquefois, selon l'expression du professeur Pinard, l'apparence truffée. Quand ces foyers sont anciens et dégénérés, que le gâteau tout entier est ratatiné, atrophié, c'est alors que l'on voit nettement que le placenta albuminurique est plus petit que le placenta normal.

Je ne vous ai parlé jusqu'à présent que de ce que vous pouvez voir sans le secours du microscope, mais si nous nous livrons à l'examen histologique, à l'aide de grossissements, plus ou moins forts, nous allons trouver des lésions très caractéristiques qui nous rendront compte : et de l'augmentation de poids de cet organe, et de la diminution de son rôle physiologique. Nous verrons aussi la différence qui existe entre ces lésions microscopiques et celles de l'albuminurie.

Si malgré sa grande valeur, le poids du placenta, exagéré, ne peut faire affirmer la syphilis, les altérations microscopiques au contraire sont spécifiques et caractérisées par une véritable cirrhose, d'ordinaire embryonnaire. C'est la prolifération et la sclérose des éléments anatomiques qui donnent lieu à l'augmentation du poids et il est bon maintenant de dire sur quels de ces éléments anatomiques porte la manifestation syphilitique.

Messieurs, en débutant sur ce point particulier de la question, si important, j'adresserai des remerciements à MM. Roulacroix, mon ancien interne et Dumon, mon chef de clinique, qui ont, avec beaucoup de soin, de conscience et de talent, fait les autopsies de nos fœtus et les examens microscopiques de nos placentas.

Je dois vous dire comment nous avons procédé.

Nous leur avons donné : 1° des placentas de femmes, manifestement syphilitiques, c'est-à-dire présentant des symptômes actuels de vérole (plaques muqueuses, roséole, alopécie, etc.), ou des stigmates non douteux d'infection syphilitique plus ou moins ancienne. Nous y avons joint, quand nous l'avons pu, les fœtus mort-nés correspondants à ces délivrances.

Puis, dans une seconde catégorie de cas, tous les placentas qui présentaient un poids relativement anormal, sans savoir exactement si la femme était syphilitique, avec des fœtus mort-nés ou morts peu après, ou encore avec des enfants vivants. Enfin, 3e catégorie : des placentas, présentant un poids s'écartant plus ou moins de la normale, coïncidant avec des malformations fœtales, de l'hydramnios, etc. Or voici le résultat de ces recherches :

Je pourrais vous énumérer tous les cas qui ont été examinés, mais cette énumération que vous trouverez plus loin comme pièce justificative, serait ici fastidieuse, car ils se ressemblent tous et les mêmes lésions se répètent et se reproduisent à un degré plus ou moins avancé. Je vais donc résumer le tableau de ces altérations en quelque sorte typiques et qui comprend 84 examens.

Il existe dans ces placentas trois ordres de lésions, des lésions vasculaires, des lésions des villosités et une modification importante du tissu conjonctif.

Les premières sont généralement des manifestations non douteuses d'endartérite avec oblitération du calibre du vaisseau, plus ou moins complète. Quelquefois il n'y a que de la périartérite, mais il est rare qu'elle soit isolée, ce sont les cas où, d'après Ribemont-Lepage, l'intensité du virus serait affaiblie.

Les secondes, de l'hypertrophie des villosités, avec infiltration embryonnaire. Il y a prolifération végétative de l'épithélium de revêtement dans les deux couches, membrane de Langhans et syncitium. Quelquefois, rarement, on constate dans l'épaisseur de la caduque de petites gommes microscopiques, on les a rencontrées trois fois dans nos pièces pathologiques.

Quant aux éléments conjonctifs ; il y a hyperplasie, prolifération abondante, qui les substitue aux autres éléments anatomiques des villosités et les étouffe en quelque sorte. Permettez-moi, après cet énoncé général qui résulte de ce que nous a appris l'expérience, de vous citer un cas type de syphilis placentaire que j'extrais de notre statistique :

Ipare, 23 ans, accouchement à 7 mois n'a plus senti remuer depuis 15 jours; enfant mort-né et macéré pesant 2.030 grammes, placenta 400 grammes ; cette femme est restée pendant 4 mois dans le service des vénériens : ulcérations à la vulve.

L'examen du placenta permet d'observer :

1° Hypertrophie très notable de presque toutes les villosités et infiltration d'une grande quantité d'éléments jeunes à leur intérieur ;

2° Prolifération de l'épithélium de revêtement faisant par places de légères saillies dans l'espace intervilleux ;

3° Lésions artérielles des plus avancées : l'endartérite proliférante, ayant évolué jusqu'à l'oblitération complète d'un grand nombre de ramuscules artériels, la périartérite est peu marquée. Membranes normales.

J'ai tenu à vous citer ce cas en entier parce qu'il résume en quelque sorte toutes les lésions placentaires que vous pourrez rencontrer dans la syphilis ! Eh bien ! ce n'est pas tout et si le placenta est ainsi fortement altéré dans toute sa substance, le cordon ombilical peut présenter aussi des lésions importantes ! Cela ne vous étonnera pas si vous vous rappelez que la veine ombilicale est le confluent, le conduit collectif, de toute la circulation en retour et l'intermédiaire des petits vaisseaux placentaires avec le foie du fœtus auquel elle aboutit. Depuis longtemps, la tension du sang dans ce vaisseau a été incriminée à propos de l'hydramnios (Bar) et il est au moins rationnel de penser qu'entre deux organes malades qui tous deux corroborent à la genèse du sang fœtal, ce vaisseau présente des lésions histologiques. Peut-être même, les lésions hépatiques ne sont que consécutives à celles de la veine ombilicale ou au moins à la quantité et à la qualité du sang qu'elle lui distribue ? Nous avons chargé notre futur chef de clinique, le Dr Livon, de faire des recherches anatomo-pathologiques à ce sujet, car vous savez le rôle que joue la veine ombilicale et ce qu'elle devient dans l'abdomen du fœtus. Aussi certaines lésions syphilitiques du cordon ont été recherchées et décrites, vous les trouverez rappelées dans vos auteurs classiques, je ne m'arrêterai pas à vous les exposer, mais vous trouverez, dans la série de nos observations, celle de la femme M... où des lésions ombilicales ont été trouvées et notées. Elles sont de deux ordres : 1° hypertrophie manifeste du tissu conjonctif ; 2° épaississement des parois de la veine.

Pinard avait déjà attiré l'attention sur l'altération des valvules des vaisseaux ombilicaux et il n'est pas douteux qu'on les trouverait plus souvent, si on les recherchait dans tous les cas. Ce sont elles qui expliquent les ectasies et les embolies qu'on a observées.

Macroscopiquement, la syphilis se manifeste dans le cordon par un épaississement général, une infiltration et une induration de tous ses éléments.

Mais pour revenir aux lésions syphilitiques placentaires proprement dites, les auteurs qui en ont traité, quelques-uns du moins, pensent qu'elles correspondent à l'origine même de la syphilis qui les a engendrées, c'est-à-dire paternelle ou maternelle, selon qu'elles siégeraient sur la caduque ou sur les villosités, sur le placenta maternel ou sur le placenta fœtal ou sur les deux, indiquant alors une cause héréditaire double, à la fois paternelle et maternelle.

Je ne crois pas, malgré la haute autorité de Frœnkel, malgré l'appui que lui ont fourni de Sinety et Schwab, qu'en l'état actuel de la question, pareille loi puisse être formulée. Je ne veux pas insister, cela nous mènerait trop loin.

Si l'on rapproche les lésions que nous venons de décrire de celles que l'on trouve dans l'albuminurie, nous constatons bien des différences. En effet, dans ces dernières, nous trouvons des foyers hémorrhagiques, récents, avec inondation sanguine à travers les villosités, ou anciens, avec des masses fibrineuses, englobant ces villosités, celles-ci sont en quelque sorte étouffées et dégénérées ; il n'y a plus que quelques noyaux qui se colorent par les réactifs, rarement on trouve de l'artérite, mais quelquefois de la périartérite. Ces lésions vasculaires ressemblent à celles que l'on observe dans le fond de l'œil, par exemple, dans les cas de rétinite albuminurique.

Donc la différence entre les deux placentas est caractéristique et correspond à ce que l'on observe macroscopiquement. Je ne vous ai pas parlé des infarctus blancs que l'on rencontre si souvent dans les placentas, sur les bords ou sous l'amnios, c'est-à-dire sur la face fœtale, ils n'ont pas la même signification pathologique.

Je pense, Messieurs, que vous saisissez bien maintenant le lien qui existe entre l'état du placenta et celui du fœtus ? Vous avez compris, sans doute, combien était menacée la vitalité de ce dernier par les troubles circulatoires, que la quantité et la qualité du sang compromises expliquent de reste, et vous comprendrez aussi comment les altérations du tissu placentaire ont d'autant plus d'action sur ce fœtus qu'elles se produisent plus tôt. De là aussi, l'explication que le placenta est d'autant plus gros relativement que le fœtus est moins avancé. Il y a plus, si le fœtus succombe, un autre facteur vient s'ajouter à ce processus fœticide, c'est l'infiltration qui augmentera encore le poids du gâteau placentaire *post mortem*. Ainsi donc l'on peut dire que les lésions pathologiques fœtales et les lésions histologiques placentaires sont parallèles et doivent se rencontrer souvent, sinon toujours ? on peut même, dans certains cas, suivre la continuité des lésions, par l'intermédiaire de la veine ombilicale, dans le foie. C'est ainsi que dans l'observation 340 de l'année 1904, nous avons trouvé avec un placenta nettement syphilitique un foie pesant 255 grammes et une rate 25, le fœtus mort-né pesait 2.000 et le placenta 730 : liquide amniotique verdâtre et très abondant. Mais si quelquefois l'enfant naît vivant, malgré les altérations des villosités et des vaisseaux, alors peu avancées, il n'en est pas moins syphilitique pour cela et la syphilis se manifestera plus tard ; soit pendant les premières semaines de la vie, par des symptômes non douteux ou par des morts, quelquefois subites, qui ne pourront surprendre que des personnes étrangères à la médecine ou des médecins qui n'auraient pas porté une attention suffisante à ces particularités que je viens de vous exposer ; soit encore en entravant son développement immédiat, je reviendrai sur ce point, soit à une époque plus éloignée, comme le fait que je vais vous citer et dont je dois l'intéressante communication à mon consciencieux interne Combe.

Au mois de mars 1899 se trouvait à l'Hôtel-Dieu, salle Ste-Catherine, dans le service de M. le Dr Vidal une jeune fille de 16 ans, robuste et bien développée qui présentait sur l'épaule droite une ulcération à bords circulaires, des dimensions d'une pièce de cinq francs, de couleur rouge cuivrée, et dont l'aspect clinique était celui du rupia syphilitique. L'examen de cette jeune fille prouva cependant qu'elle était vierge et l'on ne put trouver dans son interrogatoire les traces d'un accident primitif. La mère était morte lorsqu'elle était toute jeune et d'une affection pulmonaire, ce qui faisait émettre des doutes sur la nature bacillaire de cette affection, mais son père était navigateur et d'une santé très délabrée par les excès.

On institua donc une médication spécifique : injections mercurielles, iodure et Vigo qui amenèrent une cicatrisation rapide de la plaie.

Sans doute vous me direz qu'il manque quelques détails à cette observation, mais je vous répondrai qu'elle n'en est pas moins probante et que l'aphorisme : *naturam morborum ostendunt curationes*, n'est jamais plus vrai que pour la syphilis. Tenez pour certain, en effet, qu'une affection qui résiste à tous les traitements et qui cède et guérit par le traitement spécifique anti-syphilitique n'est rien moins que d'essence syphilitique, que la vérole ait pénétré dans l'économie par un accident primitif ou par l'hérédité.

En voulez-vous un autre exemple, où malheureusement le traitement n'a pu guérir une lésion tertiaire établie dès le jeune âge ? C'est celui de cette femme aveugle qui est venue accoucher d'un enfant mort et macéré le 4 juillet 1904, dans notre service et que vous avez tous vue.

Obs. — Rose Ch..., 24 ans, Ipare, entre le 4 juillet à la clinique à son 9e mois. Sommet engagé, fœtus mort, d'après le diagnostic, à son entrée, exact du reste ; fœtus 3,079 grammes ; placenta 675, liquide amniotique verdâtre, mais peu abondant, à l'autopsie du fœtus, on trouva un foie de 190 grammes, une rate de 20 grammes.

Cette femme, dès l'âge de 6 ans, avait une atrophie du nerf optique gauche et une cataracte de l'œil droit datant de douze ans.

Ces lésions oculaires, ça a du reste été l'avis de tous les ophtalmologistes qui l'ont examinée depuis sa première jeunesse, sont de nature syphilitique et j'ajoute que ce ne peut être que la syphilis héritée de ses parents qui a pu les produire, car la syphilis insontium contractée dans un âge aussi tendre ne peut commencer par des accidents tertiaires ou évoluer assez rapidement pour donner le change et sans présenter d'autre manifestation. Or ce cas me semble curieux et malheureux à plus d'un titre ; transmission par hérédité à un fœtus d'une syphilis, acquise par hérédité, c'est-à-dire congénitale.

Messieurs, pour terminer, vous pouvez donc conclure que la syphilis, transmise au fœtus par les ascendants manifestera sa nocivité de plusieurs façons : soit en tuant l'embryon ou le fœtus *in utero*, soit en le laissant venir au monde vivant, mais atteint de symptômes de vérole, soit en le laissant vivre quelque temps sans aucun stigmate, mais en entravant son développement normal, soit en le frappant de quelque malformation ou difformité, ce dont les exemples abondent.

Il est des enfants qui naissent avec toutes les apparences de la santé ; déjà on se félicite de les avoir vus échapper à l'action funeste du virus et au moment où l'on y pense le moins, une angine striduleuse, une gastrorrhagie, une convulsion, un ictus cérébral, enlèvent ces petits êtres qui subissent l'hérédité fatale de parents contaminés, *ανανχη*. Nous reverrons cela plus longuement dans les prochaines leçons et les remèdes que nous pourrions y apporter.

TROISIÈME LEÇON

INFLUENCE DE LA SYPHILIS SUR LA GROSSESSE

Messieurs,

Vous savez que, dans ces leçons cliniques, ce qui me tient le plus à cœur, c'est de ne pas marcher dans l'inconnu, c'est de ne faire aucun fonds sur l'hypothèse et de ne vous présenter que des faits que vous pouvez contrôler vous-mêmes? Ainsi que l'a dit Pringle : « il faut peu de raisonnement sur beaucoup de faits et non pas beaucoup de raisonnement sur peu de faits » ! c'est pourqnoi je ne vous donnerai aujourd'hui que le résultat de notre observation directe se rapportant d'abord à des cas non douteux où la mère était syphilitique et où nous avons pu poser le diagnostic ferme ! Voici ce que nous avons observé :

Sur 85 femmes, dans ces conditions, nous trouvons 68 fois la grossesse interrompue ; soit par un accouchement prématuré, soit par un avortement. Ce qui fait que la syphilis a compromis la gestation dans 80 0/0 des cas.

Mais ce qui est plus grave encore, c'est que sur les 85 fœtus, résultats de ces grossesses, nous comptons 55 morts *in utero*, la plupart macérés et seulement 29 vivants (18 prématurés et 11 à terme), dont 7 sont morts avant le 3e jour et un le 12e, plusieurs enfants, présentant du pemphigus le 3e jour, dont nous n'avons plus eu de nouvelles.

En somme, sur 85 fœtus de mères syphilitiques, il y a eu 63 morts, c'est-à-dire 74 0/0.

Vous avouerez qu'il ne faut pas aller chercher dans les auteurs, où vous trouverez d'ailleurs de semblables statistiques, l'explication de la gravité de cette tare maternelle pour affirmer qu'il n'en est pas de plus maligne que la syphilis. Pour moi, loin de m'étonner de la proportion énorme de ces cas malheureux, je me demande comment, quand la mère étant ainsi atteinte, le fœtus ne succombe pas toujours par contamination sanguine ? Quelques auteurs ont essayé de l'expliquer, en invoquant une atténuation du virus par son ancienneté ; l'époque à laquelle la femme a été contaminée, etc. Mon collègue et ami, le Dr Hirigoyen (de Bordeaux) que je ne saurais suivre dans cette voie, a même voulu formuler à cet égard une loi que de trop nombreuses exceptions viennent infirmer pour qu'elle paraisse avoir déjà une base solide.

Voici quelques exemples contradictoires ; celui-ci, relatif à la gravité malgré l'ancienneté :

1899. Obs. 127. — IIpare, a eu les premiers accidents secondaires il y a dix ans : roséole, plaques muqueuses de la gorge, alopécie, n'a été traitée que par l'iodure de potassium. 1re grossesse l'année même de son atteinte, interrompue à 4 mois ; 2e grossesse, avortement à 2 mois ; grossesse actuelle au 9e mois, fœtus de 2.250 gr., mort-né, placenta 500.

Il y a des cas plus anciens qui donnent des résultats semblables et ne pourrions-nous pas citer ici le fait de transmission de syphilis héréditaire, comme chez notre aveugle, qui en réalité ne peut être plus ancienne puisqu'elle date d'avant la naissance de la mère ?

Ceux-ci relatifs à l'époque où la femme a été contaminée pendant sa grossesse :

1899. Obs. 344. — Ipare, 23 ans. Entre à la Maternité en incubation d'accidents secondaires. Quelques jours après, plaques muqueuses à l'anus, aux grandes lèvres, roséole. Elle est du 6e au 7e mois de sa grossesse. Elle accouche à terme d'un enfant ne présentant aucune trace de syphilis, pesant 2.950 grammes, placenta 500 grammes.

C'est le cas qui rentre dans la règle. La syphilis contractée dans le dernier tiers de la grossesse n'a pas encore été transmise au fœtus, et encore ?

Aussi les deux cas suivants viennent montrer le peu de valeur qu'il faut donner à ces prévisions :

1899. Obs. 255. — Ipare, 18 ans. Vérole contractée près du terme. Accidents secondaires récents : plaques muqueuses, roséole, accouche à terme d'un enfant de 2.500 grammes, placenta 450 grammes. L'enfant était mort et macéré.

1899. Obs. 347. — Ipare, 23 ans. Accidents secondaires, plaques muqueuses à la vulve et à l'anus, au 7e mois. Fœtus macéré de 1.800 grammes, placenta 480 grammes.

Voilà des véroles qui ont pris les femmes à peu près à la même époque de la gestation, qui ont offert les mêmes accidents, et qui pourtant ont été des plus graves. De sorte qu'on ne peut, en l'état actuel de la science, établir une règle uniforme si l'on doit tenir compte de toutes les exceptions.

Mais il est temps de parler maintenant d'un facteur important qu'il est nécessaire de faire intervenir dans le problème de la transmission du virus syphilitique : il va nous servir de transition entre la première catégorie des cas observés déjà et celle où la syphilis, moins évidente, peut être soupçonnée ? Je veux parler de la syphilis paternelle qui expliquera comment une mère indemne en apparence peut donner le jour à un enfant manifestement syphilitique ?

Nous avons recueilli dans ce but les cas que nous avons cru se rapporter à ce sujet dans notre service, depuis 1898 ; il y en a 138 où les femmes ne présentaient ou n'avaient aucun symptôme ou antécédent de cette maladie et que cependant nous avions de bonnes raisons pour en croire atteintes. Voici les résultats de ce travail.

Ces 138 observations donnent :

Accouchements à terme.	27
Accouchements prématurés	103
Avortements (au 5e ou au 6e mois)	8
Total	138

111 fois, la grossesse a donc été interrompue prématurément, soit 80 0/0 des cas.

Si les avortements ne sont pas plus nombreux, c'est qu'on ne peut guère tenir compte que des avortements de 5 à 6 mois. Ceux du 6e mois se confondent souvent avec l'accouchement prématuré du 7e ; car on n'a souvent pour établir l'âge exact de la grossesse, ce qui d'ailleurs est toujours difficile, que le dire de la femme et puis parce que les avortements du début de la gestation ne peuvent se contrôler, les femmes ne venant que rarement se faire soigner, avant d'avoir expulsé l'embryon ?

Ces 138 femmes nous ont donné 140 naissances par suite de deux grossesses gémellaires.

Ces 140 fœtus se décomposent ainsi :

vivants.	75
mort-nés	57
avortons	8
Total	140

Des 75 vivants, au moment de l'expulsion, 21 sont morts peu après, il en est donc resté 54 qui sont sortis vivants de l'hôpital du 12e au 15e jour. Des 57 morts, 36 étaient macérés plus les 8 avortons, ce qui élève la morti-natalité à 46,43 0/0, près de la moitié ! Quelle hécatombe ! Et connaissez-vous une maladie de l'enfance plus meurtrière ?

Faut-il vous citer quelques exemples qui vous feront toucher du doigt la similitude, j'allais dire l'identité de ces deux séries d'observations ? Je n'ai que l'embarras du choix.

1899. Obs. 471. —	fœtus macéré	2.880 gr.	placenta	900 gr.
1809. Obs. 522. —	—	1.950 »	—	760 »

1901. Obs. 80. — fœtus de 6 mois 1.000 gr. placenta 720 gr.
1902. Obs. 195. — fœtus de 8 mois 1.700 » — 650 »
1902. Obs. 267. — fœtus à terme 2.350 » — 780 »
1902. Obs. 310. — fœtus de 8 mois 1.600 » — 680 »
1903. Obs. 11. — fœtus à terme 2.000 » — 800 »
1903. Obs. 24. — fœtus de 6 mois 960 » — 610 »

etc... Je n'insiste pas. Ce rapport du poids du placenta au poids du fœtus ne vous rappelle-t-il pas ce que je vous ai dit dans la précédente leçon et s'il fallait encore une ressemblance plus grande de l'ensemble de ces deux catégories d'observations, nous la trouverions dans le rapprochement suivant :

Ire catégorie, placenta : fœtus : 1 à 3,92
IIe » » : » : 1 à 3,75

Mais, cliniquement, étant déjà instruits de la fréquence de l'interruption de la grossesse et de l'expulsion prématurée du fœtus, mort et macéré, nous aurons au moins à nous tenir sur nos gardes quand nous nous trouverons en présence d'avortements ou d'accouchements prématurés, réitérés, avec mort et macération du produit de cette conception adultérée.

La comparaison des deux observations suivantes est très suggestive à cet égard :

1903. Obs. 21. — XIpare syphilis, avancée, contractée après la 3e grossesse, traitée pendant 18 mois, 3 premiers enfant en bonne santé.
4e grossesse : accouch. prématuré, enfant mort-né syphilitique.
5e » » à terme, » »
6e » avortement de 40 jours, environ ?
7e » nouvel avortement de 40 jours, à peu près ?
8e » » ?
9e » accouch. prématuré, 8 mois, mort-né.
10e » » à terme mort-né.
11e » actuel, accouch. à terme : enfant vivant 3.370 gr. placenta 510. Cet enfant augmente de poids régulièrement.

Autre observation. — Syphilis non avouée et non apparente :
1903. Obs. XXV. — Ipare, 1er accouchement à terme, mort-né.
2e accouchement à terme (forceps), mort-né.
3e » » mort à 8 mois. Convulsions.
4e » » vivant, 8 ans.

5e avortement à 5 mois.
6e » à 6 mois.
7e-8e-9e avortement ?
10e à terme, mort-né, 3.220 placenta, même paternité, nie tout antécédent.

En plus de la similitude de ces deux observations, nous remarquons que le dernier enfant de la première femme est né vivant, après que la mère eut subi un traitement antisyphilitique de 18 mois. La seconde mère au contraire, malgré ses nombreux avortements, n'ayant pas songé à se faire traiter, a eu un 10e enfant mort-né, quoique à terme et présentant un poids normal. Nous sommes autorisés à admettre la syphilis chez cette dernière, ou du moins si elle ne s'est pas vue contaminée ou n'en a rien su, si elle n'a présenté aucun symptôme de cette maladie, ne doit-on pas accuser le mari et l'influence d'un générateur syphilitique sur ces nombreuses grossesses, sur ces nombreuses morts de fœtus qui les ont interrompues ?

Voici une autre observation intéressante que je rapprocherais volontiers de la précédente et qui plaide en faveur de cette manière de voir :

1902. Obs. 195. — XVI pare, 42 ans, 3 premiers enfants en bonne santé, puis 10 avortements entre 2 et 3 mois.

14e accouchement spontané à terme, fille vivante, a aujourd'hui 15 mois.

15e grossesse, nouvel avortement à 2 mois.

16e grossesse (actuelle) au 8e mois. Mort-né, macéré, 1,700 grammes, placenta 650.

Cette femme dit n'avoir jamais rien eu, mais son mari a eu plusieurs gros boutons sur le corps, il a longtemps souffert de la gorge. Il est alcoolique et il a certainement pu, en état d'ivresse, aller chercher, hors du ménage, le germe meurtrier de sa descendance.

Jusqu'en 1867 on n'admettait pas, ou du moins peu de médecins admettaient, l'influence paternelle et mon excellent ami, le Dr Mireur, fit sa thèse sur ce sujet. Il discutait avec beaucoup de talent et de conviction la question, sans parvenir, je dois l'avouer, à nous convaincre, car *magis amica veritas*; mais enfin ce travail était une bonne mise à point,

Depuis on est revenu à la croyance de l'influence paternelle, non seulement quand le père contamine d'abord la femme, cela va sans dire; mais alors qu'il n'a pas lui-même d'accidents contagieux, tout en étant en puissance de syphilis. Il est bon de vous rappeler, ce qui va peut-être vous étonner, qu'à l'époque dont je parle les accidents secondaires ne passaient pas pour transmissibles.

Aujourd'hui c'est un point définitivement acquis que les nombreuses observations et l'expérience de tous les jours viennent confirmer. Il n'est pas de praticien qui, soit à l'hôpital, soit dans sa clientèle privée, ne puisse citer de nombreux, trop nombreux exemples, d'enfants ayant subi cette influence paternelle pathologique L'éminent professeur Fournier a magistralement traité ce point de la question, avec toute l'autorité qu'on lui connaît, comme du reste il l'a fait pour tout ce qui concerne le grand problème et le grand fléau de la syphilis.

Sans doute la syphilis paternelle, surtout ancienne, est moins apparente dans sa transmission et il est plus commun de voir l'homme contaminer la mère de sorte que la transmission est mixte et plus grave; mais il n'en est pas moins vrai que la syphilis isolée du père l'est aussi beaucoup, parce qu'elle est moins souvent traitée, parce que méconnue ou oubliée.

N'avez-vous pas été frappés du petit nombre d'enfants nés syphilitiques en regard des nombreux fœtus, ayant succombé *in utero*? c'est qu'il est plus rare de voir des sujets, ayant des accidents actuels, se marier que des jeunes gens, blanchis ou se croyant guéris, convoler en de justes noces. Et c'est justement un des caractères de ces véroles d'antan de se transmettre par le spermatozoaire à l'ovule, au moment de la fécondation, plutôt que de contaminer la femme qui peut rester indemne. C'est la syphilis ovulaire que l'on a voulu opposer à la transmission sanguine qui se fait par l'organisme maternel. Mais le plus souvent les deux facteurs se combinent pour adultérer le produit.

J'ai pour ma part, comme beaucoup de vieux praticiens, un nombre assez considérable de cas où j'ai pu observer la transmission paternelle exclusive, la mère restant indemne ; mais je n'ai pas vu d'exemple de ce que l'on appelle syphilis conceptionnelle? c'est-à-dire où le fœtus, héritant de son père, contamine à son tour la mère, par les échanges sanguins qui se font incessamment et fatalement entre les deux organismes fœtal et maternel. Certes je veux bien les admettre, mais je crois qu'ils sont l'exception, en tout cas ils sont moins flagrants que les autres et l'on ne saurait s'entourer de trop de garanties, quand on croit les rencontrer, avant de les accepter. Nous aurons occasion de reparler de ce sujet en traitant de l'allaitement chez les enfants syphilitiques.

Je vous ai parlé des hôpitaux et de la clientèle privée. Sans doute, à l'hôpital, on examine peut-être mieux les femmes, plus complètement ; mais on les connaît moins que quand on les suit une série d'années dans leur existence, quand on reçoit les confidences du mari et de la femme elle-même?

Vous me direz, peut-être, que la transmission paternelle, pas plus d'ailleurs que la transmission maternelle, n'est constante? Oui, il y a des exceptions, peu nombreuses j'ajouterai, mais ce sont ces exceptions qui autorisent à tort les gens du monde, alors qu'ils n'ont pas près d'eux un conseiller médecin, pénétré de son rôle protecteur de la santé des familles, à passer outre pour contracter un mariage quand il est surtout conclu d'avance par les convenances sociales. J'en ai vu deux exemples frappants dans la même famille où l'on ne tint aucun compte de mes avis, ni de mes appréhensions. Deux frères, tous les deux syphilitiques, l'un ayant eu des accidents tertiaires, très longs à disparaître, l'autre des accidents secondaires peu avant le mariage, eurent chacun un enfant sain. Il y a déjà cinq ans et jusqu'à présent, ces enfants n'ont rien présenté de spécifique! J'espère, et je fais des vœux pour cela, que leur santé continuera, mais je fais aussi de fortes réserves pour l'avenir.

M. Fournier, sur la quantité considérable de malades qu'il a observés, a trouvé 87 cas où les conjoints, manifestement syphilitiques, ont eu des enfants sains. Il ne faudrait pourtant pas faire état de ces exceptions, je le répète, car la désillusion serait trop amère et le repentir cuisant.

Je ne veux pas dire qu'on soit coupable pour avoir eu la syphilis, avant le mariage; on n'est que malheureux ; cependant si l'on contracte une liaison avant de s'être traité, longuement traité et guéri, on devient criminel, car on voue à la mort presque certaine sa descendance sans compter la contamination de la mère de ses enfants. Vous ne vous doutez pas encore à votre âge de tout ce qu'on édifie sur ces frêles existences que l'on attend et qui doivent perpétuer la famille. Vous ne vous doutez pas de la douleur d'une femme qui ne peut être mère, du désespoir d'une mère qui ne met au monde des enfants que pour les voir mourir ou les conserver souffreteux, infirmes, estropiés ou idiots ?

Sachez aussi, si vous croyez pouvoir vous consoler de n'avoir pas d'enfants dans l'affection de votre femme, que la vérole ne respecte pas toujours la beauté, ni l'intelligence, ni même la vie.

Messieurs, cela est du sentiment, me direz-vous ? Il n'est peut-être pas hors de propos. Si tout homme a le droit de se préparer une vie heureuse étant sage et sachant se conduire en homme honnête et consciencieux, il a aussi le devoir de ne pas changer en fléau son rôle protecteur. Il est responsable devant sa conscience, devant sa famille, devant la société.

Vous-mêmes, vous encourriez une lourde responsabilité si vous n'éclairiez pas votre client sur les dangers de la situation et sur les malheurs qui peuvent lui être imputés. C'est pourquoi votre attention, votre perspicacité doivent être toujours en éveil pour peu que vous ayez un doute et ce doute naîtra immédiatement dans votre esprit en face des éléments du diagnostic dont nous venons de parler.

Pour nous résumer, vous devez songer que la syphilis est en jeu quand vous recevrez un fœtus, au-dessous du poids moyen, avec un gros placenta ; quand il y aura hydramnios, avec un fœtus mal formé ou non ; quand vous serez en présence d'un accouchement prématuré que n'auront provoqué ni le placenta, vicieusement inséré, ni l'albuminurie, surtout quand l'interruption de la grossesse sera suivie de l'expulsion d'un fœtus mort et surtout macéré. Vous devrez encore plus croire à la syphilis quand votre cliente aura eu plusieurs avortements successifs ou plusieurs accouchements prématurés et même à terme avec des mort-nés. Ce qu'on appelait, dans la scolastique, la mort habituelle du fœtus, ce n'était pas que l'enfant s'habituât à mourir dans le sein maternel, mais bien que la syphilis le tuait, comme c'est l'habitude, jusqu'à ce que l'on se décidât à soigner la mère et le père de cette syphilis. Oui ! le traitement pourra modifier heureusement cet état de choses et c'est là que votre rôle sera vraiment tutélaire, s'il n'a pu être prophylactique par l'empêchement du mariage, il le sera du moins pour la future procréation.

QUATRIÈME LEÇON

TRAITEMENT DE LA SYPHILIS CONGÉNITALE

Messieurs,

Vous ne sortirez pas de votre rôle d'accoucheur quand vous instituerez un traitement antisyphilitique qui doit sauver l'enfant que vous venez de recevoir et c'est à vous qu'il appartiendra non seulement de soigner cet enfant, mais encore de traiter les procréateurs, surtout quand il vous sera démontré que d'autres enfants ont succombé à la syphilis transmise par leurs parents.

Vous voyez que votre mission est bien importante et que votre thérapeutique sera non seulement curative, mais aussi prophylactique et celle-ci plus efficace que celle-là. Je m'explique : Vous pouvez être appelés auprès d'une femme en travail pour l'aider à mettre au monde un enfant présentant des stigmates de syphilis que vous reconnaîtrez, j'aime à le croire, si vous vous rappelez ce que nous vous avons enseigné, M. d'Astros et moi, chacun dans notre spécialité.

Vous pourrez, dans d'autres circonstances, recevoir un enfant qui est syphilitique, mais qui ne présente encore aucun symptôme permettant de soupçonner cette affection ! Mettez que vous ne connaissiez avant ce moment ni la mère ni le père ? Vous pouvez enfin être appelés près d'une femme qui mettra au monde, à terme ou prématurément, un enfant mort-né, quelquefois macéré ; si même on ne vous a pas appelés plus tôt et que vous n'ayez pas déjà diagnostiqué la mort du fœtus *in utero* ; qu'allez-vous faire dans ces trois conjonctures ? Examinons-les séparément et successivement !

D'abord, l'enfant est syphilitique, vous n'en pouvez douter ! Il faudra dans ce cas, et c'est ce qui presse le plus, le faire allaiter par sa mère. C'est là une règle absolue ! Dans aucun cas vous ne pouvez le confier à une nourrice autre que la femme qui l'a mis au monde. Cet enfant contaminerait toute autre femme que sa mère, laquelle étant en puissance de syphilis n'est exposée à rien et ne peut non plus aggraver l'état de son enfant déjà syphilitique. Sans doute cela ne va pas toujours tout seul et vous aurez à lutter contre des résistances de toute nature dont il serait trop long ici d'examiner les motifs, mais qui doivent tous absolument s'effacer devant la possibilité de transmettre la syphilis à une nourrice mercenaire par ce nourrisson. Que si la mère, je ne dis pas ne veut pas, mais ne peut pas nourrir, vous devez songer à l'allaitement artificiel : à la cuillère, avec du lait pur ou stérilisé ou encore mettre l'enfant à la mamelle d'une chèvre à laquelle vous ferez prendre de l'iodure de potassium et du sel dans son barbotage. Si la mère peut nourrir, c'est le cas le plus commun et le plus désirable, vous devez la soumettre à un traitement antisyphilitique — sirop de Gibert une ou deux cuillerées à soupe par jour — et ce sera un double bienfait ; car en se traitant, cette femme traitera aussi son enfant ! Vous savez bien que les substances absorbées par la nourrice passent dans le lait et ont cet avantage pour le nourrisson, quand ce sont des médicaments, de les leur faire absorber sous la forme la plus assimilable. Mais en dehors du traitement particulier au bébé, soit de la liqueur de Van Swieten à l'intérieur : dix gouttes par jour dans du lait ou de l'eau de fleurs d'oranger sucrée, ou à l'extérieur, des bains additionnés d'une cuillerée à soupe de la même liqueur ; soit enfin si l'appareil digestif ne vous permettait pas de donner le bichlorure à l'intérieur, ni les bains pour une autre raison, vous pourrez employer les frictions mercurielles, en ayant soin de changer chaque fois de région et en surveillant les excoriations qui pourraient se produire sur la peau. Il va sans dire que si la mère peut recevoir le traitement hypodermique par les injections de calomel, vous n'aurez pas à y ajouter le sirop de Gibert. Quant à l'enfant, vous surveillerez très attentivement le traitement pour le doser et le suspendre au besoin quelque temps et le reprendre ensuite. J'ai dans ma clientèle un exemple récent que je veux vous rapporter ici où cette manière de faire a eu un plein succès.

Jeanne X... est contaminée en même temps que déflorée à 18 ans, au mois d'août 1898. J'ai vu et soigné les accidents primitifs, puis secondaires. Je la perds de vue en avril 1899 et le 11 novembre 1901 elle me fait appeler pour l'accoucher ; elle s'était mariée depuis à un autre que celui qui l'avait rendue malade. Elle donne le jour à une fille chétive de 2.600 grammes, qui a présenté de la cyanose à plusieurs reprises, des spasmes laryngiens, de l'œdème des avant-bras, de l'herpès des fesses, tout cela avec une figure vieillote bien caractéristique. Nous instituons, outre celui de la mère qui la nourrit, un traitement spécifique : Van Swieten, frictions mercurielles, etc. Après bien des péripéties, à 3 mois elle reprend bonne mine et bonne santé, elle tète bien, a de bonnes selles jaunes, engraisse et paraît guérie. Aujourd'hui, 3 ans après, elle paraît toujours bien.

Voilà une observation qui prouve, non seulement que le traitement est efficace, mais aussi qu'il ne faut jamais se décourager.

Seconde hypothèse : l'enfant qui naît n'a aucun stigmate révélateur ? Ici, évidemment vous ne pensez pas à la syphilis si la grosseur et la friabilité du placenta ne vous ont point frappé et si dans votre conversation avec la mère ou le père, vous n'avez rien appris de particulier qui puisse éveiller vos soupçons. Vous n'êtes donc pas responsable, si la mère ne peut nourrir quoiqu'en principe il faille toujours insister, de laisser l'enfant à une nourrice ? Mais cet enfant au bout de quelques jours, de quelques semaines, de deux mois par exemple, vous est amené avec un coryza, des boutons, etc., enfin quelque symptôme, peut-être encore peu accentué, mais auquel vous ne vous trompez pas ; que faire ? D'abord l'enlever à la nourrice, bien heureux serez-vous s'il ne l'a pas encore contaminée ; puis instituer immédiatement le traitement et l'allaitement *ut supra.* Mais je vais plus loin, et votre conduite devrait être alors la même ; il y a des cas où sans présenter de symptôme accusé l'enfant peut être reconnu pour syphilitique : c'est quand la courbe du poids quotidien baissera au lieu de monter. En d'autres termes, quand un enfant ne profite pas, comme on dit dans le Midi, il faut se méfier et recourir à la balance pour constater ce que votre œil de praticien a dû voir déjà.

Cette question sur laquelle l'accoucheur distingué de la Maternité de Paris, le Dr Porak, avait, le premier, attiré l'attention a été reprise ces derniers temps, et je vous dirai que j'accorde la plus grande confiance, ainsi que vous avez pu le voir dans notre service, à l'augmentation du poids du bébé, dans les cas douteux et que je la considère non seulement comme d'un pronostic favorable, mais même comme un indice précieux pour rejeter la syphilis.

Je sais bien qu'il y a des syphilis héréditaires tardives, nous n'avons pas à traiter ce sujet ici, ce qui nous importe, c'est de savoir si le nouveau-né peut ou non contaminer une nourrice, est ou non en puissance actuelle de syphilis ? Eh bien ! la balance sera le critérium du diagnostic.

Je vais vous en donner deux exemples :

L'observation X... de 1903 se rapporte à une VIpare, dont les cinq premiers enfants étaient venus au monde morts et macérés. La 6e grossesse alla jusqu'au terme et donna un enfant bien vivant du poids de 3.170 grammes, placenta 800 grammes. Nous avions lieu de croire, avec un placenta pareil et les antécédents obstétricaux de cette femme, qu'elle avait eu la syphilis ou à défaut son mari. Malgré ses dénégations comme le bébé n'augmentait pas et dépérissait, il pesait 2.300 grammes le 12e jour, nous insistons tellement qu'elle finit par nous avouer qu'elle avait bien eu quelque chose et son mari aussi, mais qu'il y avait si longtemps et que c'était si peu de chose, *quelque éruption de sang*, qu'elle ne croyait pas que c'était çà. Eh bien ! c'était bien çà et le pauvre petit ne tarda pas à succomber.

A côté d'observations où vous pouvez faire état de la diminution de poids, vous en trouverez d'autres dans notre statistique où l'augmentation sera au contraire aussi significative ; mais en sens inverse.

Exemples :

Obs. 236 (1899). — IIIpare, 2 mort-nés ; 3e, 2.650 grammes, placenta 800. A la sortie le bébé pèse 3.000, même paternité.

Obs. 543 (1893). — IIpare, 30 ans. 1re grossesse, avortement à 3 mois. 2e grossesse, 9e mois. 2.150 grammes, placenta 500.
A la sortie 2.320, l'enfant passe du biberon au sein.

Obs. 121 (1900). — IIIpare, 30 ans. 2 premiers enfants vivants.
Grossesse actuelle à terme. 2.850 grammes, placenta 750.
A la sortie l'enfant pèse 3.250 grammes, biberon et alimentation au sein.

Obs. 519 (1900). — Ipare, 19 ans. 3.250 grammes, placenta 675. A la sortie 3.770.

Evidemment tous ces enfants nous étaient suspects de par le rapport anormal du placenta. Mais comme durant leur séjour à la Maternité leur poids a augmenté, il est au moins plausible de croire à une atténuation du virus ou à une absence de syphilis actuelle, c'est dans de pareils faits qu'il faut toujours réserver l'avenir.

Enfin voici un cas dont je vous souhaite de rencontrer des exemples fréquents alors que vous vous trouverez en présence de parents suspects.

Obs. 600 (1901). — IVpare. 3 avortements. 4 grossesses.
Fœtus 2.650 grammes, placenta 550. A la sortie 3.000.
Le père avait eu la syphilis, il suivait un traitement.

Je vous souhaite de rencontrer de pareils faits parce que malgré la syphilis avouée, le traitement du générateur a été assez intense et assez efficace pour qu'on puisse supposer la syphilis guérie ou au moins bien atténuée.

Messieurs, vous m'auriez mal compris si vous pouviez croire que j'aie voulu dire que toutes les athrepsies étaient spécifiques. J'établis seulement en principe que lorsqu'on peut douter par le poids du placenta, par les antécédents, d'un contrôle toujours difficile, chez les ascendants, par quelque avortement antérieur, l'augmentation ou la diminution du poids de l'enfant dans les quinze premiers jours, ont la plus grande signification. Ce qui ne veut pas dire qu'on doive renoncer à surveiller cet enfant, même après accroissement régulier, si l'on avait eu d'abord des doutes.

Et quand la diminution du poids vous fait craindre la syphilis, que faut-il faire? Le traitement sans doute, mais je dois dire qu'il a ici moins de prise sur ce frêle organisme, si l'allaitement ne se fait pas dans de bonnes conditions, j'entends si le bébé ne peut prendre le sein à cause de sa faiblesse ou si le gavage ne peut être bien toléré par l'estomac. Et l'on voit avec désespoir l'enfant dépérir sans qu'il paraisse avoir aucun organe spécialement atteint et sans qu'aucune médication puisse le relever.

Si l'enfant prend le sein de la mère, vous pourrez en traitant celle-ci, peut-être améliorer l'état du nourrisson. Vous pourrez également lui faire des frictions mercurielles avec beaucoup de précautions et de circonspection, vous pourrez ajouter encore — et vous savez que c'est dans notre service qu'est née cette méthode — des lavements de sérum artificiel à tout ce traitement. Vous le voyez, vous n'êtes pas désarmés, mais trop souvent cette thérapeutique rationnelle reste sans effet et vous, médecins, vous vous consolerez en pensant à ceux qui naîtront plus tard que vous pourrez peut-être sauver en instituant chez la mère un traitement sévère pour elle-même. C'est aussi le cas de vous inquiéter de la santé du père, auquel bien entendu vous ferez aussi suivre un traitement rigoureux, longtemps prolongé, en lui recommandant de n'exposer sa femme à avoir de nouveaux enfants que lorsqu'ils seront guéris tous les deux.

Troisième hypothèse : vous recevez un enfant mort-né et même macéré.

Songez tout d'abord, que de tous les avortements ou les accouchements prématurés, ceux qui sont dus à la syphilis donnent plus souvent que les autres des fœtus mort-nés et surtout macérés. J'en excepte l'albuminurie dont vous pouvez faire instantanément le diagnostic. L'enfant sera macéré dans la syphilis, pourquoi ? parce qu'elle tue plus souvent le fœtus, soit par l'empoisonnement ovulaire, soit par l'altération de la circulation fœto-placentaire, ce que Burns appelait le poumon physiologique du fœtus. Mais vous savez bien qu'un fœtus privé de vie peut séjourner un certain temps et même longtemps dans l'utérus gravide, avant de solliciter ses contractions, par sa présence inerte ! Or les phénomènes d'imbibition, d'infiltration, qui se passent dans les tissus morts produisent la macération dans un milieu liquide, le sac amniotique. Et c'est alors que vous trouverez ces ventres de batraciens, ces enveloppes cutanées à l'épiderme plus ou moins détaché, ces excoriations, ces boursouflements, etc. Ici permettez-moi un retour à la pratique obstétricale proprement dite ! Le fœtus mort peut séjourner un temps plus ou moins long dans le liquide amniotique, sans se putréfier, sans danger pour la mère, mais à condition que l'œuf soit intact. Au contraire, dès que les membranes sont déchirées, que la poche des eaux est ouverte, que le liquide amniotique s'est écoulé, si peu que ce soit, en un mot que l'air a accès dans l'intérieur de l'œuf, le danger d'infection devient des plus grands et il importe d'intervenir au plus tôt. Les femmes s'infectent rapidement dans ces conditions ; il suffit de quelques heures pour voir débuter les accidents les plus graves. D'où indication impérieuse de vider immédiatement l'utérus, en activant la dilatation avec un ballon de Champetier si elle n'est pas suffisante et après avoir vidé l'utérus de prémunir les femmes contre ce danger imminent de l'infection par des injections antiseptiques intra-utérines. Donc nous résumons tous ces conseils en deux mots : œuf intact, expectation, œuf ouvert, intervention.

Voilà ce que l'accoucheur doit faire pour le présent, mais comme le dit le poète Rotrou « on peut voir l'avenir dans les choses passées » et cet avenir que vous pouvez deviner doit être et peut être amélioré par vous. Je veux dire que vous pourrez instituer un traitement de la mère, et du père au besoin, qui les préservera de pareils malheurs pour d'autres grossesses.

CINQUIÈME LEÇON

TRAITEMENT DE LA SYPHILIS CONGÉNITALE

(*Suite.*)

Messieurs,

Il est une chose aujourd'hui prouvée par l'expérience de tous les jours, c'est que le traitement antisyphilitique des générateurs peut modifier assez leur constitution, peut améliorer assez leur état, peut même les guérir à ce point qu'ils auront désormais des enfants sains.

L'observation, citée déjà, de cette XIpare qui s'était soumise à un traitement de 18 mois, et qui, après 7 grossesses terminées par l'expulsion de mort-nés, elle avait contracté la syphilis après sa troisième; a eu enfin un enfant vivant et bien portant en est un exemple et il n'est pas le seul.

Le Dr Delestre, alors interne dans le service de M. Ribemont-Dessaignes, en a rapporté un qui met bien en vedette ce point de la question.

Maternité de l'hôpital Beaujon, service de M. le Dr Ribemont-Dessaignes. La nommée Marie C..., âgée de 24 ans, cartonnière, entre en travail le 27 avril 1898. Voici quelle est son histoire. Cette malade a été réglée à 13 ans. Elle s'est toujours bien portée jusqu'à 20 ans. A cette époque, en 1894, elle contracte la syphilis et devient enceinte en même temps. L'accident primitif est un chancre de la vulve donné par le mari, atteint d'un chancre de la verge. Bientôt la roséole apparaît, ainsi que des plaques muqueuses buccales et elle se présente à l'hôpital Saint-Louis, où elle reste 3 semaines soignée avec des pilules de protoiodure et du sirop de salsepareille. Elle en sort au bout de ce temps et continue à se soigner avec le même traitement chez elle pendant 3 ou 4 mois. N'ayant plus à ce moment aucun accident, elle cesse d'elle-même le traitement.

La grossesse, de 4 mois à 4 mois 1/2 à cette époque, continua à évoluer ; la mère sent bientôt remuer son enfant, quand, vers 5 mois 1/2, un mois environ après la cessation du traitement, les mouvements actifs du fœtus cessent subitement, elle expulse un fœtus mort et macéré.

Sortie de la Maternité, elle redevient enceinte quelques mois plus tard, ne suit pas de traitement spécifique, et, un an après le premier avortement, vers le mois d'avril 1895, elle expulse de nouveau à la Maternité, au terme de 6 mois 1/2, un fœtus mort et macéré qu'elle ne sentait plus remuer depuis un mois.

Enceinte pour la troisième fois à la fin de juillet 1897, elle laisse évoluer sa grossesse sans traitement ; mais, au terme de 5 mois 1/2, le 12 janvier 1898, elle vient nous consulter à la Maternité de Beaujon, ayant eu des pesanteurs dans le bas-ventre et craignant de faire de nouveau une fausse couche. Elle est gardée trois jours au dortoir, et mise au sirop de Gibert, une cuillerée à soupe tous les matins, puis retourne chez elle et continue ce traitement jusqu'au moment où elle vient à Beaujon en travail.

Elle arrive le 27 avril, à terme, par conséquent, avec une hauteur utérine de 35 centimètres et une dilatation comme 5 francs. Deux heures après son entrée, elle accouchait spontanément d'un enfant vivant, bien conformé, du sexe féminin, pesant 3.230 grammes.

Le placenta expulsé spontanément une demi-heure après l'accouchement pesait 620 grammes. Il présentait les lésions macroscopiques du placenta syphilitique à gros cotylédons, de coloration pâle, séparés par des sillons profonds. Cette observation nous semble présenter, c'est M. Delestre qui parle, un grand intérêt et nous paraît instructive à plus d'un point de vue :

1° Elle nous montre, lors de la 1re grossesse, qu'un traitement suivi depuis le commencement de la grossesse, mais cessé vers 4 mois 1/2, n'a pas empêché cette femme d'avorter à 6 mois 1/2 d'un enfant mort depuis un mois environ, c'est-à-dire un mois après la cessation du traitement ;

2° Dans la 2e grossesse, aucun traitement suivi ; expulsion du produit de conception au même terme que dans la grossesse précédente, c'est-à-dire 6 mois 1/2 ;

3° Dans la 3e grossesse, le traitement commencé vers 5 mois 1/2, époque de la mort habituelle du fœtus, permet à celui-ci de naître à terme, pesant 3.250 grammes, c'est-à-dire le poids d'un bel enfant ;

4° Elle montre l'influence diathésique de la syphilis, les accidents s'étant limités au chancre, à la roséole et à quelques plaques muqueuses ;

5° La 2e et la 3e grossesse n'ont pas réveillé de nouveaux accidents de syphilis.

6° La 3e grossesse, bien qu'ayant été à terme, portait des stigmates de la syphilis, à savoir : la disproportion de poids entre le fœtus et le placenta et les lésions macroscopiques de ce dernier.

S'il nous fallait tirer des conclusions, nous pourrions dire que le traitement spécifique chez une femme syphilitique enceinte doit être suivi avec d'autant plus de rigueur qu'on approche du terme de la grossesse. C'est ainsi qu'un traitement suivi pendant 4 mois 1/2, puis cessé, n'a pas empêché l'avortement de se faire à 6 mois 1/2, lors de la 1re grossesse, exactement comme s'il n'y avait eu aucun traitement, ainsi que cela s'est passé dans la 2e.

Au contraire, le traitement commencé à 4 mois 1/2 seulement a permis de conduire la 3e grossesse à terme.

Nous voyons, par conséquent, combien est grande l'influence du traitement spécifique, et nous constatons une fois de plus que l'avortement syphilitique se produit dans la presque totalité des cas au terme de 6 mois 1/2 à 7 mois, et un mois environ après la mort du fœtus.

Je m'associe entièrement aux réflexions de mon confrère parisien et je le remercie de m'avoir communiqué ce fait bien intéressant parce qu'il offre toutes les garanties d'une observation bien complète et de m'avoir permis de le reproduire ici. Le professeur Pinard a cité dans ses *Cliniques* plusieurs cas où pareille conduite avait été tenue et où des femmes, ayant vu 3, 4 et même jusqu'à 7 et 8 fois leur grossesse interrompue, ont pu, après un traitement sagement prescrit et sévèrement suivi, mettre au monde des enfants sains.

J'ai moi-même eu l'occasion de voir dans la clientèle des cas semblables et de soigner des femmes à leur insu en leur faisant prendre, d'accord avec leurs maris, pour mener leur grossesse à bien, du sirop fortifiant tonique qui n'était que du sirop de Gibert. Vous vous trouverez souvent en présence de femmes à qui le mari voudra cacher la situation et vous n'avez aucun motif, aucun intérêt, je veux dire intérêt moral, à la dévoiler.

Mais ce traitement ne réussira pas toujours à la première fois, même en le continuant jusqu'au bout, quand on s'adresse à une syphilis grave, maligne, comme il y en a beaucoup, surtout quand on les soigne tardivement. Voici une observation intéressante à cet égard :

Mme X..., contaminée au début de son mariage par son mari, lequel du reste avait une vérole ancienne, bien traitée et qu'il croyait guérie, fit un traitement d'autant plus sérieux qu'elle était fille d'un médecin, n'ignorant pas la situation. Pendant sa première grossesse, elle n'a cessé de prendre du sirop de Gibert — accouchement à terme d'un enfant mort-né et macéré ; — à la suite de cette couche elle eut de la manie puerpérale qui nécessita l'isolement et le séjour à la campagne pendant plusieurs mois ; on redoubla de soins, on fit un traitement plus intensif, suivi d'une saison à Luchon. Nouvelle grossesse, 2 ans après. Cette fois elle eut le bonheur d'avoir un enfant à terme, vivant et sain en apparence. Elle le nourrit, cela va sans dire, en continuant à se traiter, mais à 3 mois le bébé eut quelques manifestations syphilitiques. On soigna alors en même temps l'enfant qui a un an aujourd'hui, il paraît bien guéri, quoique toujours chétif. L'allaitement maternel étant insuffisant, on avait dû y joindre une certaine dose de lait de vaches très bon du reste et frais.

Il faudra donc soigner la mère cela n'est pas douteux, mais il ne faut pas perdre de vue la santé du père qui doit vous préoccuper même quand il ne paraît avoir aucun accident. Il y a vingt ans, un de mes amis racontait avec assez d'humour que sa femme avait mis au monde trois enfants morts à terme, et qu'à présent on le traitait en lui faisant prendre du sirop de fer pour renforcer le germe. En réalité, on lui faisait prendre du sirop mercuriel et il ne s'en doutait pas, pas plus qu'il ne se doutait de ses fredaines passées et de quelques accidents qui les avaient parfois interrompues. Depuis il a eu deux enfants très beaux, ils ont 18 et 19 ans aujourd'hui. Notons que la mère a toujours été indemne.

Dernièrement, un de mes confrères vient me trouver tout anxieux et tout attristé. Sa femme avait eu une première grossesse interrompue au 7e mois avec expulsion d'un mort-né, mais non macéré. Je la délivrais et ne songeais pas à ce moment à la syphilis, pensant bien que si le mari l'avait eue, il m'aurait prévenu. Une 2e grossesse terminée heureusement à terme par la naissance d'un enfant vivant et bien portant, encore bien aujourd'hui, n'était pas pour éveiller un soupçon de syphilis. Enfin une troisième grossesse fut comme la première interrompue à 7 mois par l'expulsion d'un nouvel enfant mort-né. C'est à la suite de cet accouchement prématuré et de ce résultat encore malheureux que le confrère était accouru chez moi, me conter ses inquiétudes, heureusement, il avait encore chez lui le fœtus et le placenta. Je le priai de peser l'un et l'autre et le placenta paraissant trop lourd par rapport au fœtus, je le pris et le fis examiner ! Nous trouvâmes des lésions peu avancées d'endartérite et de péri-artérite, mais certainement de nature syphilitique : cette dame n'avait jamais présenté d'albumine dans les urines. Alors j'insistai auprès de mon confrère pour savoir s'il n'avait jamais eu d'accidents. Il finit par se rappeler qu'à l'âge de 16 ans, il avait eu quelques boutons sur la verge et que son médecin lui avait dit que ce n'était rien que des chancres volants. Il ne s'en était plus préoccupé d'autant qu'il n'avait jamais rien eu depuis et il a 32 ans? Il regretta amèrement de n'avoir pas fait de traitement spécifique à cette époque. Très scrupuleux d'ailleurs, il fit un voyage pour aller demander à son médecin, praticien d'une petite ville du Languedoc, ce qu'avait été l'accident insignifiant qui, il ne pouvait le croire, avait produit cet effet à si longue échéance. Je le vis à son retour et il me raconta que son médecin se rappelait fort bien la chose, mais que lui-même n'y avait attaché aucune importance, croyant à des chancrelles.

Mon confrère désabusé s'est mis à se traiter sérieusement.

Messieurs, cet exemple se reproduira souvent devant vous quand vous serez lancés dans la pratique professionnelle ; heureux serez-vous quand vous aurez affaire à un honnête homme, à quelqu'un de consciencieux et qui ne vous cachera pas la vérité, soit par ignorance, soit par crainte de dévoiler ce secret dans la famille de sa femme, et alors vous pourrez être très perplexe et hésiter à employer le moyen souverain, le traitement spécifique.

Eh bien ! Messieurs, non n'hésitez pas et même dans le doute, instituez un traitement pour le mari et faites lui comprendre que la chose est nécessaire ou, comme à l'ami que je vous ai cité, faites-lui croire qu'il a besoin de fortifiants. Marquez-lui du sirop tonique et chez son pharmacien prévenu, ce sirop toniqne sera du sirop de Gibert. A plus forte raison, devrez-vous soigner la femme sans le lui dire et c'est encore ce sirop tonique et dépuratif qui fera les frais de ce traitement. Mais vous verrez que le résultat sera heureux à votre très grande satisfaction et pour le bonheur des époux.

Vous sentez que dans la question que nous traitons aujourd'hui, il faut beaucoup de tact, il vous en faudra encore plus quand vous aurez reçu quelque confidence qui vous dévoilera que ce n'est pas toujours : *ille pater est quem nuptiæ demonstrant*, et vous aurez alors besoin d'une délicatesse de touche que vous acquerrez sans doute si vous mettez tout votre souci à ne pas troubler le repos des familles et votre cœur à soulager leurs malheurs.

J'ai soigné pendant de longues années une dame qui récriminait sans cesse contre son mari qu'elle accusait de l'avoir contaminée ! En réalité c'était elle qui avait infecté son mari ; ce qu'il y a de certain, c'est que tous deux furent malades et eurent deux premiers enfants avec des tares constitutionnelles sans cependant qu'ils aient jamais présenté de véritables accidents syphilitiques ; c'était de la parasyphilis. Au reste, il est bon de dire que les deux conjoints s'étaient traités rigoureusement et pendant longtemps. Un troisième enfant d'un autre père, sain celui-là, naquit en bon état et est toujours en bonne santé depuis 17 ans. Dans cette couche je pus constater que le rapport du placenta au poids du fœtus était normal. Nous avons donc de fortes présomptions de croire que grâce à un traitement énergique de la mère, grâce à une constitution saine du père, ce dernier enfant aura échappé aux accidents héréditaires maternels.

Est-ce à dire qu'il sera toujours sain ? Et cette syphilis héréditaire ne l'atteindra-t-elle pas plus tard ? Grave problème que nous ne pouvons aujourd'hui aborder et qui comporte des développements en dehors du cadre de cette leçon.

SIXIÈME LEÇON

SYPHILIS

Messieurs,

Il est des cas où il vous sera difficile de dépister la syphilis : chez la mère qui l'ignorera ou n'en aura eu aucune manifestation apparente, chez le père qui opposera à vos questions toutes sortes de dénégations. Il faudra user alors de tous les renseignements indirects pour vous éclairer et profiter de diagnostics je dirai presque, à côté, en serrant votre interrogatoire sur les maladies en apparence banales de la famille. Voici une observation assez curieuse à cet égard que je dois à l'obligeance de mon excellent collègue, le Dr Guende, professeur de clinique ophtalmologique à notre école. Il diagnostiqua la syphilis chez le père par des manifestations non équivoques chez sa fille âgée de 10 ans, laquelle avait des troubles oculaires dus à une choroïdo-rétinite et à une choroïdite atrophique, accidents dans lesquels il ne manqua pas de découvrir une syphilis congénitale. Ce n'est qu'après avoir soigné l'enfant, qu'appelé chez le père, il eut occasion de lui guérir une iritis qu'on persistait à croire rhumatismale et qui était rebelle à toutes les médications, mais qui céda au traitement spécifique, institué dès sa première visite par notre collègue. Si cette femme de ce mari syphilitique, si cette mère qui avait donné le jour à une fille syphilitique, devient enceinte et elle est encore à l'âge où la chose serait possible, vous voyez d'ici le parti que pourrait tirer l'accoucheur de la connaissance de ces faits et quand de pareilles choses ont lieu dans une famille, un médecin attentif, même si on veut les lui cacher, parvient toujours à avoir au moins des soupçons. Or dans le doute il ne faut pas s'abstenir, du moins dans cette question et instituer le traitement soi-disant fortifiant si l'on n'a pu obtenir des aveux.

Mais quelquefois on peut avoir plus que des doutes. Si par exemple dans une famille il y a plusieurs enfants et qu'on découvre quelques stigmates chez l'un d'eux, on pourra, malgré les dénégations du père et de la mère et l'absence chez eux de symptômes de la diathèse, affirmer l'existence de cette syphilis que l'on mettait tant de précautions à vous cacher ! C'est ainsi que vous expliquerez d'ailleurs une mortinatalité, une malformation congénitale, etc.

Permettez-moi, pour vous faire comprendre l'importance du secours qui vous viendra par cette voie, de vous citer trois observations qu'a bien voulu me communiquer mon distingué collègue et ami le Dr Perrin. Ici, c'est la présomption de syphilis, née dans son esprit, par l'interrogatoire obstétrical qui conduit notre éminent collègue à asseoir un diagnostic vrai chez les ascendants.

I. — M. X..., âgé de 45 ans, a été atteint, il y a trois ans, brusquement, mais sans perte de connaissance, d'une hémiplégie droite, avec aphasie. Quand nous voyons le malade, sa femme nous raconte qu'elle l'avait laissé occupé à écrire à son bureau et qu'elle le trouva trois heures après étendu par terre ne pouvant se soulever et ne parlant pas. Il y avait déjà quelques semaines que le malade se plaignait de maux de tête, dormait mal et souffrait beaucoup la nuit, mais il n'avait consulté aucun médecin. Il était d'ailleurs habituellement bien portant. Pas d'alcoolisme, pas de rhumatisme, pas d'affection cardiaque.

Cherchant quelle pouvait être la cause de cette hémiplégie, nous interrogeons la femme. Elle nous raconte qu'elle a eu 4 grossesses : les 2 premières, suivies d'avortements, la 3e, l'enfant était né à terme, mais avec une cyanose, due à la persistance du trou de Botal. Il mourut à 6 semaines. Enfin la 4e grossesse se termina par la naissance à terme d'un enfant vivant qui vécut trois mois et mourut d'une méningite.

En présence de ces renseignements, on devait penser à des antécédents syphilitiques, chez le mari. Le traitement mercuriel par les injections hypodermiques de calomel fut institué immédiatement et au bout de six semaines à deux mois, les accidents paralytiques disparurent entièrement, il ne persista qu'une certaine faiblesse de la jambe droite. Le mari, une fois rétabli, put nous confirmer qu'il avait eu, à 25 ans, un chancre syphilitique suivi d'accidents bénins, aussi avait-il vite abandonné le traitement. Nous l'avons repris régulièrement depuis l'attaque d'hémiplégie, et le malade n'a plus eu aucune manifestation.

II. — H..., 44 ans, vient, le 15 janvier 1902, nous consulter pour une ulcération, siégeant à la face interne de la fesse gauche, s'étendant de la région anale dont elle est à peine distante de 2 centimètres jusqu'au pli qui sépare la cuisse de la partie inférieure de la fesse. L'ulcération est profonde, dermo-hypodermique, anfractueuse, sa surface est bourgeonnante, d'aspect papillomateux, les bords sont décollés, mais indurés en certains points. La lésion a débuté il y a quatre mois, il n'y a pas d'adénopathies.

Ces caractères d'évolution rapide et l'absence de retentissement ganglionnaire sont en faveur d'un syphilome ulcéré plutôt que d'un épithélioma ; mais les antécédents permettent d'affirmer la syphilis. Quoique le malade nie tout antécédent spécifique, interrogé sur l'état de ses enfants, il raconte que sa femme sur 14 grossesses a eu 11 avortements. La 5e grossesse s'est terminée par la naissance d'un enfant vivant, mais mort à 30 mois du croup. La 7e grossesse était gémellaire, les enfants nés avant terme moururent peu après, enfin la 10e grossesse a été suivie de la naissance d'un enfant qui est vivant. Donc sur 14 grossesses il ne reste que 2 enfants vivants et il y a eu 11 avortements. Cette polyléthalité et natalité étaient bien en rapport avec une syphilis paternelle, ignorée ou niée. Quoi qu'il en soit, le traitement mercuriel et ioduré, administré immédiatement, amena une cicatrisation en quatre semaines sans aucune intervention locale.

III. — Mme X..., 39 ans, vient me consulter, le 28 juillet 1904, pour une affection cutanée rebelle de la main gauche et du pied droit, datant de 6 à 7 ans. Il s'agit d'une syphilide palmaire et plantaire très nette, avec rougeur, desquamation et fissurations fréquentes ; il n'y a pas de lésions unguéales. Encore que l'aspect de cette dermatose fut caractéristique, il s'agissait d'établir le diagnostic étiologique. Sauf ces lésions cutanées, cette femme paraît jouir d'une bonne santé ; elle a eu 4 grossesses : la 1re s'est terminée par la naissance d'un enfant à terme, qui a aujourd'hui 9 ans, est bien développé et robuste ; la 2e grossesse a été interrompue par un avortement de 2 mois ; la 3e par la naissance d'un enfant, âgé aujourd'hui de 7 ans, mais autant le premier enfant est bien portant, autant celui-ci est chétif, malingre, à aspect vieillot : son crâne est très développé, avec des bosses frontales volumineuses, cet enfant a pourtant été aussi allaité par sa mère. Enfin la 4e grossesse a donné un enfant à terme, actuellement âgé de 10 mois, allaité toujours par la mère et qui est d'une belle carnation. Le père interrogé à part, nie d'abord tout accident syphilitique ; mais, pressé par mes questions dont je lui montre l'importance et la conséquence de ses réponses, il finit par avouer qu'après la naissance du premier enfant, il a eu des maux de gorge, des céphalées et qu'un médecin l'a soumis pendant plus d'un an à un traitement par le sirop de Gibert, des pilules, de l'iodure, etc. Il était en traitement quand sa femme a été enceinte et a avorté à 2 mois. Le traitement ayant été continué, les autres grossesses sont arrivées à terme, mais l'enfant né après l'avortement présente nettement des signes de dystrophie, et la mère a été syphilisée puisqu'elle présente depuis la naissance de cet enfant de la syphilide palmaire et psoriasiforme !

Tout en soulignant le très grand intérêt que présente pour l'accoucheur l'histoire obstétricale de ces trois femmes, je n'y insisterai pas aujourd'hui, ayant traité pareil sujet dans nos précédents entretiens ; mais je vous ferai remarquer le précieux secours que la connaissance de ces faits a fourni au praticien pour dépister la syphilis.

Vous allez peut-être me dire que je fais une leçon clinique avec les observations de mes collègues ? à cela je vous répondrai que mieux placés que moi par leur spécialité, car les manifestations syphilitiques oculaires et cutanées sont très fréquentes, vous devez savoir cela, ils ont pu me fournir des documents qu'il m'eût été impossible de trouver dans mon service. Vous m'excuserez donc de cette incursion dans le domaine de l'ophtalmologie et de la dermatologie en présence des enseignements que nous avons pu tirer de ces faits pathologiques où mes collègues ont su montrer leur vrai sens clinique.

La léthalité multiple des enfants a su éveiller l'attention de M. Perrin, dans ses trois observations et lui ont permis, à l'inverse de ce que nous faisons, en remontant de l'effet à la cause, de diagnostiquer le processus syphilitique d'une hémiplégie grave qu'il a su améliorer, grâce au traitement spécifique. S'il n'avait point eu la notion classique que la polyléthalité est presque toujours un signe de syphilis, s'il n'avait point tenu compte de la dystrophie d'un des enfants, mort à 6 semaines, d'une cyanose par persistance du trou de Botal, il n'eût pas eu la satisfaction, très grande, de tirer d'affaire cet homme syphilitique. Et pour les mêmes motifs, il n'aurait pu guérir ce pseudo-épithéliome, ni deviner la nature de ce psoriasis chez la femme qui fait l'objet de la troisième observation.

D'un autre côté, M. Guende nous dit qu'il y a des lésions oculaires qui sont très caractéristiques et dont l'origine syphilitique ne peut être mise en doute, comme l'atrophie choroïdienne par exemple. Elle est l'apanage de la syphilis congénitale, comme le pemphigus en est l'expression univoque. Alors remontant de la descendance au père et à la mère, on peut expliquer et diagnostiquer les symptômes quelquefois insolites, des maladies qu'ils présentent et les mettre en garde contre l'avenir pour de nouvelles procréations, j'entends en instituant immédiatement, et quelquefois malgré eux, le traitement spécifique dans toute sa rigueur.

SEPTIÈME LEÇON

INFLUENCE RÉCIPROQUE DE LA GROSSESSE ET DE LA SYPHILIS

MESSIEURS,

Après avoir longuement parlé, ainsi que le comportait du reste l'importance du sujet, de l'influence funeste de la syphilis sur la destinée de la grossesse et de la procréation, sur l'interruption de celle-là et la léthalité des sujets conçus ou engendrés par des syphilitiques, je veux maintenant envisager la question à un point de vue tout à fait obstétrical et étudier l'influence réciproque de la grossesse et de la syphilis en examinant ces deux questions : y a-t-il des cas de dystocie imputables à la syphilis ; la grossesse a-t-elle une action sur la marche, l'évolution de cette diathèse ?

D'après le professeur Fournier, la grossesse évoluerait chez les syphilitiques comme chez les autres femmes ! Si le maître veut dire que la syphilis n'imprime pas à la grossesse un cachet particulier, spécial, nous sommes de son avis, avec tous les accoucheurs ; autrement, je suis obligé de faire des restrictions que je vais vous expliquer tout de suite et qui nous conduiraient à une conclusion toute différente ? Nous verrons ensuite si la syphilis n'est pas aggravée par l'évolution de la grossesse ? Si celle-ci, comme le dit Fournier, n'est pas une complication pour la vérole ?

Je ne dirai rien de l'influence dépressive de la diathèse sur l'organisme de la femme gravide, mais je note seulement en passant que dans les syphilis graves, il y a pour elle une cause d'anémie, de moindre résistance aux phénomènes si complexes de cette nutrition exagérée auxquels doit suffire son économie pendant la gestation.

Je crains bien, quand le professeur Fournier a émis son aphorisme qu'il ait oublié : et l'hydamnios qui se montre si souvent du fait de la syphilis fœtale, et la rigidité du col qui est classique et peut créer de grands dangers au moment de la parturition.

On ne peut pas dire, en effet, qu'une grossesse avec hydramnios dont l'origine est spécifique dans la moitié des cas évolue normalement, et, sans vous décrire ici les symptômes auxquels elle donne lieu, je vous rappellerai l'énorme développement du ventre, l'œdème quelquefois considérable, la gêne circulatoire et respiratoire due à la compression par l'utérus gravide distendu, la tension exagérée des parois utérines, l'hypotension artérielle, tous phénomènes dont il faut au moins tenir compte dans la pathologie de la grossesse.

La mort prématurée du fœtus qui séjourne quelquefois plusieurs semaines dans la matrice ne présente presque jamais de danger, mais modifie singulièrement la marche même de la grossesse ; je n'ai pas besoin d'insister ici.

Quant à la rigidité syphilitique du col, je vous en ai cité moimême des exemples et je vous rappellerai cette Ipare de 20 ans qui vint accoucher à la Maternité et chez laquelle, vu ses antécédents, il n'était pas permis de la méconnaître.

Il y a, dans ces cas-là, une altération de tissu, une sclérose, semblable à toutes les scléroses spécifiques, qui vient mettre un obstacle à l'accouchement et expose sérieusement les jours de la parturiente. Cette modification du col est le résultat d'une évolution avancée de la syphilis ; mais, à côté d'elle, on a observé des dystocies cervicales, dues à du tissu cicatriciel provenant de la cicatrisation d'ulcérations, siégeant elles-mêmes sur le col, soit des ulcérations secondaires, soit des chancres indurés.

Le Dr Férouelle a observé et publié un cas intéressant de rigidité du col créant de la dystocie due à un chancre induré. Notre vénéré maître, le professeur Pirondi, à une époque où la question était encore peu connue, avait déjà attiré notre attention sur la fréquence de ces chancres méconnus et souvent concomitants avec des ulcérations de la fourchette.

Cet accident primitif ouvre-t-il la porte à la contamination syphilitique au moment de la fécondation ou pendant la grossesse, la cicatrisation ne se fait généralement pas et vous voyez tout de suite la possibilité d'une infection puerpérale qui peut compliquer l'infection syphilitique. Pour ma part, j'ai toujours vu que les ulcérations de la vulve, si petites soient-elles, à plus forte raison celles du col, étaient d'une fâcheuse influence en multipliant les chances d'accidents infectieux, pendant les suites de couches; comme j'ai vu aussi cette infection puerpérale évoluer avec une intensité et marcher avec une rapidité, vraiment surprenantes.

Passons maintenant à la seconde question : la grossesse influe-t-elle sur la marche de la syphilis? Si l'on envisage une syphilis ancienne et même secondaire, l'état général de la malade n'est pas modifié par la gestation ; mais si l'on considère les accidents locaux de la sphère génitale, on ne peut nier que l'influence de la gravidité ne soit très fâcheuse et ne l'aggrave singulièrement : ulcérations, plaques muqueuses, adénites, subissent le contrecoup de la congestion gravidique. Je me hâte d'ajouter que ce processus n'agit pas que sur les accidents de la vérole, mais sur toutes les lésions qui avoisinent les organes génitaux : comme les varices, les hémorrhoïdes par exemple, et plus encore les papillomes, les végétations qui, bien souvent, n'ont pas une origine spécifique. Qui de vous n'a pas vu guérir sans traitement des condylomes, des tumeurs végétantes de la vulve ou de l'anus après l'accouchement? Qui n'a pas vu se flétrir un bourrelet hémorrhoïdal quand l'utérus est débarrassé de son fardeau? Notons donc que tous les accidents syphilitiques qui se trouvent dans ces parages, dans cette zone plus particulièrement dépendante de la circulation génito-urinaire, peuvent être exacerbés, retardés dans leur cicatrisation, ce que du reste les syphilographes comme les accoucheurs ont pu remarquer depuis longtemps. De même la roséole s'accompagne d'un mouvement fébrile plus intense, plus long, chez la femme gravide que chez celle qui est à l'état de vacuité. L'observation XXII de 1898 en est un exemple.

Je n'insisterai pas sur ces particularités qui sont en quelque sorte banales et j'ai hâte d'aborder un autre point de la question qui est assez obscur pour qu'on puisse se demander laquelle de la maladie ou de la grossesse réagit l'une sur l'autre ? Je veux parler de l'éclampsie ! et je pose le problème en ces termes : les syphilitiques grosses sont-elles plus sujettes à l'éclampsie et à l'albuminurie que les autres ?

La syphilis est une affection protéiforme, elle a des manifestations si multiples et quelquefois des manifestations viscérales si précoces qu'on peut se demander si la grossesse ne les appelle pas en quelque sorte, ne leur fait pas devancer le moment de leur apparition. De ce chef sont les localisations sur le foie et sur le rein, peut-être sur les centres nerveux ?

Vous savez tous que la gravidité crée un état général spécial. Cette grossesse qui ne devrait être qu'une fonction physiologique confine trop souvent à la pathologie et l'hépato-toxémie gravidique, admise par Pinard et son école, en est la caractéristique. Le foie, le rein, congestionnés du fait de la grossesse, ce n'est pas douteux, peuvent être entravés dans leur rôle éliminateur des toxines de l'économie et offrir au virus syphilitique un *locus minoris resistentiæ* très favorable à l'éclosion d'accidents spécifiques, représentés dans l'espèce, par des troubles fonctionnels dus en partie à la sclérose syphilitique. C'est ainsi que l'albuminurie, si commune dans la grossesse, est aussi assez fréquente dans la syphilis et l'on s'est demandé s'il n'y aurait pas dans ce double processus une cause prédisposante à l'éclampsie ?

Qu'il y ait des albuminuriques syphilitiques parmi les femmes grosses, cela n'est pas douteux et l'incertitude est quelquefois grande quand il s'agit d'attribuer les accidents puerpéraux qu'on observe à l'une ou à l'autre cause, c'est-à-dire à l'albuminurie simplement gravidique ou à l'albuminurie syphilitique? Exemple : Maternité, lit n° 30, Ipare, 20 ans, ne présentant aucun accident syphilitique apparent, accouche à terme d'un fœtus mort-né de 3.570 grammes, placenta 950 grammes, membranes 30/2, albumine 2 grammes, tête fœtale énorme, bosse séro-sanguine considérable. A l'autopsie du fœtus on trouve un foie de 155 grammes, une rate de 13 grammes.

L'examen histologique du placenta révèle les particularités suivantes :

1° Absence de toutes lésions vasculaires ;

2° Dégénérescence calcaire très accusée se manifestant sous la forme de granulations blanchâtres très nombreuses ; les plus grosses atteignent les dimensions d'un grain de semoule ; ces granulations qui se colorent d'une façon intense et uniforme par l'hématoxyline, siègent à la surface des villosités auxquelles elles adhèrent dans les espaces intervilleux ;

3° Dilatation exagérée des fins rameaux vasculaires des villosités ; ces vaisseaux dilatés et gorgés de sang ont refoulé le stroma conjonctivo-muqueux des villosités, stroma qui a complètement disparu. La villosité se trouve donc réduite à son épithélium de revêtement normal appliqué sur les vaisseaux ;

4° Membranes normales.

Avant la délivrance nous nous demandions si la mort du fœtus n'était pas due à l'albuminurie et si nous n'allions pas trouver ici un placenta truffé ? Après la sortie du délivré il ne nous a plus été possible d'ignorer la part due à la syphilis dans cette expulsion d'un mort-né. Ce placenta de 950 grammes, examiné avec beaucoup de soin, n'a pas en effet présenté les lésions habituelles de l'albuminurie : les hémorrhagies intervilleuses, et doit être rattaché à la syphilis.

Autre observation où l'hésitation était aussi permise :

P. E..., 27 ans, Ipare, entre à la Clinique le 26 décembre 1895, ne pouvant préciser l'époque de ses dernières règles, non plus que le moment où elle a senti remuer son enfant pour la première fois. Elle paraît être au 7e mois. Œdème des membres inférieurs, 4 grammes d'albumine. Bégaiement depuis son enfance, n'accuse aucun antécédent syphilitique, mais présente quelques jours après son entrée une éruption sur la poitrine et sur le ventre qui ressemble bien à une roséole suspecte. Régime lacté exclusif.

Le 26 janvier 1896, crise éclamptiforme, suivie de coma et d'hémiplégie gauche, le côté correspondant de la face est pris, la langue déviée à droite. La parole est beaucoup plus inintelligible encore qu'auparavant. Les urines contiennent de 7 à 8 grammes d'albumine.

Le 29 janvier, à 4 heures du soir, le travail commence, il est régulier et l'accouchement se fait à minuit et demi. L'enfant qui se présentait en OIGA, du sexe masculin, pesait 1.850 grammes, délivrance un quart d'heure après, spontanée ; placenta : 430 grammes. La mère a bien supporté le travail sans incident. L'enfant est chétif, présente du sclérème le 2e jour et meurt le 7e. Il n'avait pas d'érythème, mais présentait des signes de rachitisme.

La mère est toujours au régime lacté absolu, les urines contiennent toujours 6 à 7 grammes d'albumine par litre. L'hémiplégie persiste.

Le 15 février, nous lui donnons 0 gr. 50 d'iodure de potassium, le lendemain 1 gramme et ainsi de suite jusqu'à 7 gr. 50, dose qui est continuée sans intolérance jusqu'au 16 mars où elle passe en médecine. Il reste 0 gr. 50 d'albumine. L'hémiplégie a presque complètement disparu. Le membre inférieur a d'abord retrouvé le mouvement, puis le membre supérieur qui est encore un peu inhabile, enfin le 25 mai 1896, cette femme sort guérie de l'hôpital.

Tant que nous avons cru à la seule albuminurie gravidique et à un ictus cérébral urémique, le taux de l'albumine est resté à peu près stationnaire dans les urines. Dès que le traitement spécifique a été institué, il est descendu progressivement jusqu'à un demi-gramme. La dose d'iodure s'élevant, la dose d'albumine diminuait. Le traitement prouve donc que nous avions bien affaire à une syphilis et, d'autre part, on peut se demander si la grossesse n'a pas hâté son apparition sur les centres nerveux ?

Nous avons eu à peu près à la même époque une autre femme qui était absolument dans les mêmes conditions. Je regrette que l'observation, prise par l'interne d'alors pour la publier, ait été égarée ; mais je me souviens fort bien, Mlle Giraud, notre surveillante, se le rappelle aussi très exactement, que le traitement spécifique eut raison, comme dans le cas précédent, des troubles cérébraux et de l'hémiplégie persistant après les crises d'éclampsie. Il y avait eu même, chez cette malade, de l'amnésie qui persista longtemps et qui avait fort intéressé notre collègue, le Dr Bidon, qui, vous le savez, se livre spécialement à l'étude des maladies nerveuses.

Notre impression serait donc que la syphilis peut aggraver l'état d'une albuminurique, si elle ne produisait pas elle-même, l'albuminurie jusqu'à provoquer : ou de l'éclampsie qui se confond alors comme étiologie avec l'albuminurie simplement gravidique, ou des lésions cérébrales propres à son évolution, aggravée par l'état de grossesse ! Mais c'est une question qu'il ne faut pas juger, ni sur des souvenirs, ni sur quelques cas isolés, ni même sur des raisonnements que commande la logique seule ? J'entends qu'il ne faut pas, comme l'a fait le Dr Lang (*Arch. Toc.*, 1892), déduire de ce que l'on a établi : premièrement, le rapport de l'albuminurie, et de l'albuminurie à cylindres, avec l'éclampsie, ce qui est admis par tout le monde ; secondement, la fréquence plus grande qu'on ne le croyait jusqu'ici de la néphrite syphilitique, produisant aussi l'albuminurie à cylindres, que la syphilis produise plus souvent l'éclampsie que l'albuminurie non syphilitique. Les faits sont trop peu nombreux et l'attention n'a pas été suffisamment appelée sur ce point, même depuis douze ans, pour qu'on puisse faire autre chose que de signaler la possibilité de cette influence en appelant de nouvelles recherches sur ce sujet, vraiment très intéressant et très important.

Des documents personnels que nous avons pu recueillir, nous pouvons dire que le rapport de l'albuminurie de la grossesse est de 2,50 0/0 (152 sur 6.000 accouchements).

Le rapport de l'albuminurie chez les syphilitiques avérées serait de 14 0/0 (12 sur 82), celui de l'albuminurie chez les syphilitiques avérées auxquelles on ajouterait les douteuses serait de 10 0/0. Evidemment le rapport de l'albuminurie dans la syphilis est bien plus grand et l'on peut dire que cette maladie prédispose à l'albuminurie ! Mais pour l'éclampsie, nous n'avons eu qu'une éclamptique sur 24 syphilitiques avérées et 23 sur 112 femmes albuminuriques non syphilitiques. Car sur les 112 albuminuriques que nous avons considérées comme exemptes de syphilis, il y en a bien sûr un certain nombre qui pouvaient en être atteintes. Mais quand une femme vous est amenée, dans l'état comateux par exemple, on se préoccupe immédiatement de la crise éclamptique prochaine et peu de la syphilis. Sans compter que ces femmes ne vous donnent ou ne peuvent vous donner aucun renseignement. Quand on trouve de l'albumine dans les urines d'une femme enflée, boursouflée, on va au plus pressé, on se préoccupe de faire disparaître la présence de l'albumine par le régime lacté, parce qu'on sait, qu'elle soit d'origine syphilitique ou non, que l'albuminurie conduit ou peut conduire à l'éclampsie. Si elle n'en est pas la cause, elle en est le symptôme précurseur et je n'insiste pas ici sur le lien qui les relie toutes deux à l'hépatoxémie gravidique. Evidemment on a tort de ne pas rechercher avec plus de soin, de persévérance et de persistance la syphilis, mais cette question venant à l'ordre du jour, cela se fera à l'avenir, dans notre service du moins. Et pour terminer, nous dirons que sans adopter les conclusions trop exclusives du Dr Lang, nous le louons cependant d'avoir attiré l'attention des accoucheurs sur cette question qu'il a lui-même traitée d'ailleurs d'une façon remarquable.

Quoi qu'il en soit, Messieurs, dans la pratique, en face d'accidents cérébraux, en face d'albuminuries ou de cas d'éclampsie, songez toujours à la syphilis, non pour vouloir la trouver quand même, mais pour ne pas la méconnaître si elle existe réellement et quand elle sera en jeu, vous aurez, ne l'oubliez pas, dans le traitement spécifique un puissant moyen thérapeutique.

HUITIÈME LEÇON

SYPHILIS ET ALLAITEMENT

Messieurs,

Vous m'avez demandé et je vous ai promis de vous faire une leçon sur la syphilis dans ses rapports avec l'allaitement. Je vais tâcher de vous satisfaire en tenant ma promesse ; mais je ne vous cacherai pas que c'est là une question des plus délicates, non seulement à cause des difficultés que soulève le problème clinique de la syphilis héréditaire à ce point de vue, mais aussi de la responsabilité considérable que, dans certains cas, vous allez assumer, car une erreur de votre part serait des plus préjudiciables à la nourrice et à la société, sans parler des dommages matériels qu'une indemnité pécuniaire ne comblerait qu'imparfaitement.

Je m'explique tout de suite sur ces considérations générales : un enfant syphilitique confié à une nourrice la contaminera sûrement et pourra par elle et par lui-même contaminer d'autres enfants, d'autres personnes !

N'allez pas me répondre que la question est résolue ; puisque, ainsi que je vous l'ai recommandé, vous êtes fermement décidés, en présence d'un nouveau-né syphilitique, de ne le confier qu'à sa mère ou le faire allaiter artificiellement.

Personne ne peut s'inscrire contre cette conduite qui est la seule raisonnable, la seule exempte de danger. Sans doute vous agirez ainsi quand vous aurez la certitude que l'enfant a hérité la syphilis de ses parents ; mais réfléchissez un instant que cette syphilis n'est pas toujours apparente ou que vous n'avez pas toujours les éléments anamnésiques qui vous seraient nécessaires en l'absence de stigmates évidents pour étayer votre diagnostic.

Alors qu'allez-vous faire ?

Si l'allaitement artificiel, avec les perfectionnements que l'on cherche de toute part à y apporter, était aussi favorable que l'allaitement maternel ou même mercenaire, je veux dire au sein d'une femme, la question serait déjà simplifiée et, le moindre doute, ne devant pas ici profiter à l'accusé, on n'aurait qu'à généraliser l'emploi du biberon ; tout le monde y trouverait son compte. Seulement moins l'enfant est vigoureux, plus il naît loin du terme et plus cette dernière façon de suffire à son alimentation est défavorable, je dirai même nuisible. Alors si vous vouez un enfant débile ou prématuré du fait d'une autre cause que la syphilis à l'allaitement artificiel, c'est presque le condamner à mort.

Vous entrevoyez déjà une partie de cette responsabilité dont je vous parlais.

D'un autre côté, la syphilis congénitale est tellement meurtrière dans la première année de l'existence qu'il serait bien désirable, pour en atténuer la gravité, que l'enfant fût nourri au sein et voilà une raison de plus qui plaide en faveur de l'allaitement maternel. Le lait de la mère appartient à son enfant, dit Pinard et il a bien raison ; mais si exceptionnellement la mère ne peut pas nourrir, comme vous ne consentirez jamais à confier un enfant syphilitique ou même suspect à une nourrice saine, il faut que vous soyez sûr que l'enfant ne sera que débile pour le faire.

Et le problème se pose ainsi : peut-on en l'absence de stigmates actuels ou de certitude de la syphilis des générateurs, affirmer qu'un enfant est syphilitique et par conséquent ne doit être nourri que par la mère ou artificiellement ?

Avant de répondre directement à cette question et pour en souligner encore l'importance, laissez-moi vous rappeler les dangers que peut causer la méconnaissance de l'hérédo-syphilis.

Les faits, hélas ! sont trop nombreux où l'erreur, certainement involontaire, a pu être commise, mais il en est quelques-uns où cette erreur a pris les proportions d'un véritable malheur public ! Ainsi San Gregorio, dans un village, relate (15 août 1888) une épidémie de syphilis, due à l'allaitement par la contamination d'un premier enfant syphilitique, confié à une nourrice mercenaire. Notre excellent confrère Fredet a publié la même année une observation très instructive à cet égard :

Obs. — Un enfant nouveau-né est amené à la crèche des enfants-assistés de l'hôpital général de Clermont, au mois d'août dernier. L'enfant, né le 13 août, est porteur d'un certificat de la sage-femme attestant que la mère et l'enfant sont sains et ne portent aucune trace d'affection syphilitique. En effet l'enfant, un garçon, paraît sain et est confié aux soins d'une nourrice sédentaire. Trois mois se passent sans que rien d'anormal survienne dans la santé de l'enfant, et, le 11 novembre, il est emmené à la campagne par une nouvelle nourrice. D'une manière générale, à la crèche des enfants-assistés, le placement des enfants à la campagne se fait dans les premières semaines après la naissance, dès qu'on a pu mettre la main sur une nourrice à peu près convenable, car le recrutement en est difficile. Pour l'enfant qui fait le sujet de cette observation, faute de nourrice de campagne, il avait été allaité à l'hôpital même par une fille-mère dont la santé est irréprochable.

L'enfant mis en nourrice, le 11 novembre, nous est ramené dans le courant de décembre dans l'état suivant ; on constate l'existence de syphilides ulcéreuses aux membres inférieurs et aux fesses, de plaques muqueuses aux bourses et dans la bouche, d'un coryza intense avec blépharo-conjonctivite double.

Le début des accidents remonte, dit la nourrice, à un mois, c'est-à-dire à quelques jours après le départ de l'enfant de la crèche et son placement à la campagne.

La nourrice présente à chaque mamelon une ulcération peu profonde que l'on pourrait prendre pour de vulgaires gerçures et qui serait susceptible de donner le change si l'on n'avait pas le nourrisson atteint de syphilis sous les yeux. Ces ulcérations s'accompagnent d'engorgement ganglionnaire des aisselles et me paraissent être un chancre spécifique. Je procède avec le soin le plus minutieux à l'examen de toute la surface du corps de la nourrice, à celui de la vulve, du vagin et du col utérin, sans oublier l'anus et la bouche. Mais rien ne me décèle chez cette femme, en dehors des ulcérations du sein, l'existence d'une syphilis ancienne ou récente.

L'enfant est immédiatement nourri au biberon et soumis à un traitement spécifique par la liqueur de Van Swieten dans du lait ; au bout de quinze jours les plaques muqueuses et les ulcérations avaient disparu. Le traitement est continué néanmoins avec addition de bains de sublimé tous les deux jours, et actuellement il ne reste plus qu'un léger coryza ; l'enfant se nourrit bien et son poids augmente.

Quant à la nourrice repartie pour son village, elle est soignée par le médecin du canton qui doit me fournir la suite de l'événement.

Il résulte de cette observation :

1° Qu'il n'est pas douteux, d'après la nature et l'aspect des accidents observés, que la contagion a eu lieu du nourrisson à la nourrice ;

2° Au point de vue du diagnostic, en ce qui concerne la nourrice, j'ajouterai qu'examinée seule, un médecin aurait pu facilement commettre une erreur et considérer les ulcérations du sein comme de simples gerçures et les traiter comme telles.

3° Que l'éclosion de la syphilis héréditaire chez l'enfant ne s'est faite qu'après 4 mois, ce qui n'est pas la moyenne habituelle. D'où il importe de conclure qu'il ne faudrait jamais placer en nourrice avant 4 à 5 mois un nouveau-né sur lequel on n'a pas de renseignements précis, malgré un bon certificat.

Je sais très bien qu'un plus grand délai n'empêcherait pas, à de longs intervalles, un fait malheureux de contamination tardive de se montrer, mais cette sorte d'accident deviendrait encore plus rare. Il faudrait donc, pour les enfants abandonnés ou ceux sur lesquels on n'a que des renseignements problématiques ou des certificats même favorables, prendre la mesure suivante :

Les garder en observation à la Crèche, où on peut les faire allaiter soit par des nourrices sur lieux et en surveillant étroitement nourrices et nourrissons, soit par des chèvres (*Arch. de Tocologie*, 1888).

J'ai voulu vous rapporter *in extenso* les réflexions du Dr Fredet parce qu'elles vont nous fournir un élément de réponse à la question posée : Non ! quand on ne connaît pas les ascendants, quand un enfant est apporté à l'assistance publique, malgré le certificat d'une sage-femme ou même d'un médecin, attestant que l'enfant est sain, ce qui paraît vrai et je n'incrimine pas la personne qui a dressé le certificat, puisqu'elle l'a fait sur une apparence qui semble lui donner raison, on ne peut la plupart du temps diagnostiquer l'hérédo-syphilis ! Cette hérédo-syphilis peut être tardive, le cas de Fredet n'est pas isolé et l'on aura toujours des exceptions qui échapperont à notre sagacité ; mais enfin c'est une raison de plus de redoubler d'attention et de soin dans la recherche de cette affreuse diathèse à laquelle on doit toujours penser dans ces conjonctures.

Ainsi que le dit le grand clinicien Trousseau : « c'est une loi vraie pour toute la médecine que les petites circonstances ont souvent une signification capitale, mais c'est encore plus vrai, s'il est possible, pour la syphilis et votre diagnostic ne s'établira ici que par la recherche patiente des menus caractères. »

C'est cette patiente recherche que l'on met en pratique à Marseille dans le service de mon distingué collègue et ami, le professeur d'Astros, et permettez-moi de vous transcrire ici la note qu'il a bien voulu me remettre à ce sujet :

« Il passe par an à la section d'allaitement du service des enfants-assistés une moyenne de 700 enfants, de 1 jour à 1 an, mais le plus grand nombre de moins de 3 mois. Ils sont là au dépôt en attendant d'être expédiés eu nourrice dans la montagne.

« Sur les 2/3 des enfants nous n'avons aucun renseignement, concernant les antécédents héréditaires et les circonstances de l'accouchement. Un tiers nous vient du service d'accouchement, de la Conception (maternité et clinique).

« Voici les précautions que je prends pour éviter, *autant que faire se peut*, la contagion aux nourrices, au nombre de 50 environ en permanence dans le service.

« 1° J'ai demandé que le service d'accouchements fasse accompagner chaque enfant qui m'est envoyé d'une feuille que vous connaissez fournissant le renseignement de santé sur la mère, ses accouchements ou avortements antérieurs, les circonstances du dernier accouchement (poids du fœtus, du placenta, etc.). Quand il y a des renseignements suspects, l'enfant est mis en observation au biberon avant d'être donné à la nourrice sur lieux et d'une façon définitive si les renseignements sont positivement mauvais.

« 2° Les enfants qui arrivent de la ville sans renseignements sont mis en observation jusqu'à ma visite du matin où je les examine minutieusement. S'il n'existe pas de lésions syphilitiques de la peau et des muqueuses (notamment des lèvres, de la bouche), l'enfant est donné à une nourrice.

« 3° Les enfants à la nourrice sont tous visités régulièrement et complètement au moins une fois par semaine, plus souvent, ceux qui sont nés prématurément ou ont un poids inférieur à la normale ou qui ne prospèrent pas. Dès que quelque lésion suspecte apparaît, l'enfant est retiré de la nourrice et mis au biberon.

« La splénomégalie est pour moi une raison à surveillance plus étroite, mais ne me suffit pas à retirer l'enfant de la nourrice si elle est manifestement isolée.

« 4° Les enfants sains, désignés pour être expédiés à la montagne, sont visités de nouveau minutieusement le matin de leur départ.

« 5° Malgré le désir d'allaiter le plus grand nombre d'enfants dans les conditions que je mentionnne, je ne donne jamais qu'un seul enfant à chaque nourrice, celle-ci fût-elle en état de fournir le sein à un second enfant débile et petit tetteur.

« Les seins de toutes les nourrices sont fréquemment visités ! Voici mes résultats :

« Depuis 1890 jusqu'à aujourd'hui, période dans laquelle il a passé dans le service un total de près de 9.000 enfants, je n'ai pas eu dans le service, plus de 10 contaminations de nourrices. Une seule fois j'eus une contamination en retour d'une de ces nourrices à un nouveau-né extra-sain et qui eut une syphilis acquise (chancre labial).

« La syphilis héréditaire est fréquente cependant dans mon service ; elle occasionne une moyenne de 30 décès par an, ce qui fait pour la période indiquée 420 enfants syphilitiques ou très suspects de syphilis.

« La rigueur de mes précautions est, je pense, la raison de la rareté de nos contaminations. Elle a d'autre part des conséquences regrettables : c'est de priver un certain nombre d'enfants suspects, mais non absolument convaincus de syphilis, du sein d'une nourrice, fait d'autant plus fâcheux pour des débiles ou des malades, et qui contribue certainement à élever notablement le taux de la mortalité dans notre section d'allaitement. Mais quand il y a suspicion légitime de syphilis, j'estime que le médecin n'a pas le droit d'attendre la confirmation absolue du dignostic pour retirer l'enfant à une nourrice, surtout dans les conditions où fonctionne notre service d'enfants assistés. »

On ne saurait mieux dire, ni mieux faire ! Et l'on ne peut trop louer la prudence et la conscience du professeur d'Astros auxquelles il nous a dès longtemps habitué, c'est pourquoi je n'insisterai pas. Mais avec lui je me demanderai : N'y a-t-il pas possibilité de réduire encore le chiffre des cas de contamination ?

Messieurs, il n'y a pas d'autres garanties que l'examen, je le répète, le plus minutieux des enfants assistés, avant de les envoyer en nourrice et il faut se rappeler, c'est pour vous que je dis cela, combien multiples sont les manifestations de l'hérédo-syphilis chez le nouveau-né. Il ne faut pas oublier que là où l'on ne constate rien sur la peau, sur les muqueuses ; que là où l'on ne reconnaît pas l'aspect particulier de la physionomie de l'enfant ; là où l'on ne trouve aucun organe anormalement ou pathologiquement développé, en particulier la rate, le testicule, le ventre de batracien, il faut interroger le système nerveux, l'appareil oculaire, etc. Cette notion que l'hérédo-syphilis a des manifestations nerveuses n'est pas très ancienne, mais elle est définitivement acquise aujourd'hui. Sur 29 fœtus syphilitiques examinés par Gasne qui en donne le détail dans sa thèse (1897), 24 fois la moelle a été trouvée atteinte, depuis la simple congestion vasculaire avec légère infiltration spécifique, jusqu'aux lésions gommeuses et scléreuses les plus apparentes.

De la paraplégie, dit Jullien, à la quadriplégie, plus ou moins compliquée de symptômes bulbaires : vertiges, ptoses, diplégie, dysarthrie, parésie faciale, mydriase, le complexus symptomatique offrirait nombre de problèmes curieux au praticien, si l'immense majorité de ces hérédos ne succombait peu après la naissance.

Eh bien ! quand ces hérédos ne succombent pas, il ne faut pas se lasser de rechercher avec soin ces symptômes, ces stigmates quelquefois peu apparents et il faut surtout et toujours les chercher chez les prématurés.

Pour moi tout prématuré m'est suspect ; je ne veux pas dire que tout prématuré est syphilitique, mais comme beaucoup de syphilitiques viennent au monde prématurément je serais extrêmement réservé dans un service d'enfants assistés et je ne consentirais à les donner à une nourrice externe qu'après les avoir gardés le plus longtemps possible en observation, 4 mois, 5 mois parce que plus on les garde indemnes et plus s'éloignent les chances de contamination.

Que si ces prématurés ne présentent aucun trouble dystrophique, aucun stigmate reconnaissable, je pourrais au besoin les confier à une nourrice sur lieux en surveillant chaque jour la bouche et tous les organes du nourrisson, prêt à interrompre l'allaitement au moindre soupçon et que si, ma foi, la privation de la nourrice faisait courir des chances d'athrepsie à un prématuré, j'en serais moins affligé que si pareille chose arrivait à un enfant à terme ! parce qu'un débile naît souvent avec ce que le professeur Fournier appelle l'inaptitude à la vie, qu'il sera souvent atteint de quelque affection parasyphilitique ou emporté plus facilement par une infection qui ne demandera qu'à se développer sur un terrain si bien préparé pour son éclosion.

Il y a longtemps que le professeur Pinard a démontré que le traitement prophylactique des prématurés devait être le traitement maternel — et même paternel — dans la syphilis, seul traitement qui puisse en diminuer le nombre. C'est la puériculture intra-utérine qui nous préservera de ces enfants malingres et souffreteux qu'on ne parvient qu'à grand'peine à élever, et encore dans la classe aisée, et qui finissent par mourir avant l'adolescence ou traînent une vie misérable d'infirmes ou de *minus habens*, attestant l'imprévoyance de la famille et de la société.

Pour nous résumer, voici la règle de conduite à laquelle nous nous arrêterons :

1° Allaitement maternel exclusif, ou par une femelle de nos animaux domestiques (ânesse, chèvre, vache), ou à la cuillère :

a) Pour les enfants issus de parents chez lesquels nous connaissons l'existence de la syphilis ;

b) Pour les enfants présentant des stigmates non douteux ;

c) Pour ceux venant au monde après plusieurs grossesses malheureuses ou accompagnées d'hydramnios ;

d) Pour les enfants simplement suspects, surtout les prématurés, les mal conformés ;

e) Enfin pour les enfants, même à terme et d'apparence saine, mais avec un gros placenta.

J'appelle de nouveau votre attention sur la valeur de ce dernier signe et je ne crains pas de dire que si toujours le placenta nous était connu, si nous avions pu l'examiner macroscopiquement et surtout microscopiquement, nous ne serions pas exposés à donner un seul enfant syphilitique à une nourrice saine.

Il a paru dans ces derniers temps (avril 1904) une thèse, très intéressante d'ailleurs, où l'on a discuté et cherché à amoindrir la signification du poids disproportionné du placenta, eu égard à celui du fœtus. On s'est évertué à chercher des exceptions, sans paraître se douter qu'il existe dans l'évolution de la syphilis une période que j'appellerai *sclérogène* et que c'est alors surtout que se constate toujours le poids exagéré du délivre. Sans doute, dans les véroles récentes, dans la période secondaire, on peut trouver de petits placentas, le professeur Pinard, ni personne ne l'a jamais nié, et je dois dire qu'alors on a d'autres signes plus évidents dispensant de s'étendre sur ce sujet ; au contraire dans les vieilles syphilis, paternelles surtout, alors qu'on n'a pour se guider aucun symptôme actuel, ni aucun aveu d'antécédents vénériens, l'examen du placenta, son aspect, sa grosseur, son poids, reprennent toute leur importance et c'est bien heureux car ils permettent de dépister la syphilis. Je ne crains pas d'affirmer que dans ces cas-là le placenta est plus lourd et d'un poids souvent exagéré. Je vous en ai cité nombre d'exemples.

2° Allaitement permis à une nourrice sur lieux avec surveillance journalière :

a) Enfants à terme, paraissant bien portants après visite minutieuse de tous les appareils et organes et ne révélant aucun signe douteux, si léger qu'il soit.

Suspension de cet allaitement au sein à la moindre manifestation, fût-elle douteuse !

b) Enfants prématurés, seulement après 4 à 5 mois de surveillance, pourront être confiés à une nourrice à la campagne ou à la montagne, en considération de la rareté de l'apparition de l'hérédo-syphilis après cette époque.

Il est bien entendu que nous n'avons en vue dans cette seconde catégorie que des enfants inconnus.

En suivant ces recommandations vous éviterez, dans la mesure du possible, ce malheur social, déjà signalé par A. Paré, « des enfants infectés qui baillent la vérole à autant de nourrices qui les allaitent ».

NEUVIÈME LEÇON

DU TRAITEMENT PROPHYLACTIQUE DE L'HÉRÉDO-SYPHILIS

Messieurs,

Vous m'avez bien souvent entendu dire dans ces leçons sur la syphilis qu'il fallait pour influencer favorablement la grossesse, pour venir à bout de ces avortements multiples et répétés chez la même femme, pour obtenir des enfants vivants et sans tare, instituer un traitement spécifique chez les procréateurs. Il convient aujourd'hui de préciser les indications de ce traitement, sa nature, son application, et le mode d'emploi des médicaments que nous mettrons en usage pour arriver au but que nous poursuivons

Il n'entre pas dans le cadre de notre programme de vous exposer d'une façon didactique l'étude de la syphilis, ni le traitement dirigé contre ses accidents et son essence même, mais il m'est difficile de ne pas vous dire quelques mots de l'évolutiou de cette infection et de la thérapeutique qu'on lui oppose, victorieusement je dois le dire, dans la grande majorité des cas.

La syphilis est donc une affection générale, résultat d'une inoculation qui, à la faveur d'une érosion muqueuse ou cutanée, a infecté l'économie. Il y a par conséquent une porte d'entrée qui est le chancre, ulcération que vous connaissez et qui par son induration, constatée bientôt, vous indiquera que l'organisme tout entier est pris. Je vous signalerai en passant la pléiade ganglionnaire qui ne tarde pas à se montrer et qui par sa dureté alors que la fameuse écorchure a disparu témoigne de son existence passée. Telle est la période primitive, tel est le début constant de la vérole, que la contamination ait lieu de chancre à chancre ou d'accidents secondaires à chancre. Je veux dire par là qu'à une autre période, seconde phase de la maladie et qu'on appelle pour cela secondaire, des accidents tels que des plaques muqueuses par exemple — et vous en avez vu — peuvent communiquer la syphilis et produire sur le sujet contaminé une érosion chancreuse, c'est-à-dire l'accident primitif. Cette période secondaire, échéance à 90 jours, comme le disait Ricord, pour en fixer l'apparition par un moyen mnémotechnique, est caractérisée par l'apparition de taches sur la peau qu'on appelle roséole et de plusieurs symptômes caractéristiques, qui se montrent soit sur le système cutané, syphilides, soit sur les muqueuses, ulcérations, je n'insiste pas, vous connaissez tous ces accidents.

Mais quand la maladie évolue régulièrement, c'est-à-dire sans être influencée dans sa marche par le traitement anti syphilitique, elle arrive à une troisième période qui est celle des accidents tertiaires : gommes, tubercules, périostites, exostoses, etc., sans parler de l'altération des viscères qui, pour certains auteurs, avec la cachexie syphilitique, constitueraient une période quaternaire.

Je n'ai, je le répète, aucune intention de vous décrire la nosographie de la syphilis et si je vous ai énuméré rapidement la succession des accidents qu'elle présente, c'est parce que j'avais besoin de vous les rappeler afin de leur opposer le traitement qui variera selon l'époque de la maladie ou de sa manifestation.

Au reste, cette succession d'accidents caractéristiques de chaque période n'est pas, je dois l'avouer, toujours ni aussi nette, ni aussi régulière que l'exposent les ouvrages didactiques et la précocité des accidents tertiaires ; qu'elle soit le résultat d'un traitement peu rationnel, d'une irritation locale : lèvres, langue, larynx par exemple chez les gros fumeurs, ou du surmenage d'un organe :

le foie chez les alcooliques et les gros mangeurs, le cerveau chez les intellectuels, les brasseurs d'affaires, etc., se voit chaque jour. C'est peut-être pour mieux l'expliquer qu'on a admis des accidents de transition : iritis, testicule syphilitique. Mais ce qui paraît l'exception pour la syphilis acquise est la règle pour la syphilis congénitale. Pourquoi ? C'est maintenant le moment d'examiner en quoi diffèrent ces deux expressions d'une même diathèse.

Dans la syphilis acquise, à quelqu'âge que ce soit, on trouve toujours la porte d'entrée : le chancre initial ou sa cicatrice ; au contraire dans la syphilis héritée, il n'a jamais existé ! dans la première, la contamination se fait localement, par une érosion qui accepte la contagion, dans la seconde elle a lieu par le spermatozoaire, c'est le germe mâle qui est malade, syphilis, paternelle, ou par la circulation, syphilis maternelle. Mais quel que soit l'auteur syphilitique, père ou mère, jamais il n'y a contagion directe par la peau ou la muqueuse. C'est en quelque sorte une vérole plus ou moins ancienne qui envahit l'œuf ou l'organisme tout entier du fœtus. D'où action du virus qui agirait à la façon d'une injection nuisible, à la façon d'une intoxication, et alors les organes encore en formation qui sont les plus vasculaires, qui ont chez le fœtus une activité plus grande, sont atteints dans leur parenchyme même, tels le foie, la rate, le thymus, l'encéphale et même le système osseux. Il y a chez le nouvel être adultération des liquides protoplasmiques ou perturbation dans l'évolution des solides, d'où productions sclérogènes, dégénérescences fibro-plastiques, arrêts de développement, quelquefois exagération des sécrétions comme dans l'hydramnios, l'ascite, l'hydrocèle, etc.

Vous comprendrez donc, Messieurs, par ce processus que la vérole du fœtus soit déjà une vieille vérole, une vérole ayant effectué le début de son évolution dans un organisme précédent, une continuation de vérole si vous voulez, puisque ainsi qu'on le dit à un autre point de vue : le fils continue le père. Et voilà pourquoi l'hérédo-syphilis commence toujours par des accidents secondaires, voire des accidents tertiaires ou même cachectiques, je veux dire viscéraux.

En présence de faits pareils que nous observons journellement, on se demande comment des hommes de la valeur de Bazin qui connaissait pourtant bien la syphilis et plus récemment d'Adolphe Richard qui est encore plus exclusif, aient pu nier la contagion et la transmission héréditaire de la vérole tertiaire ?

Voyons maintenant le traitement à opposer à cette syphilis récente ou ancienne et à l'hérédo-syphilis !

Je ne vous ferai pas l'historique des vicissitudes qu'a subies la thérapeutique de cette maladie, ni avant, ni après la préconisation du mercure ; ni des reproches qu'on a fait à cet agent qui nous est d'un si grand secours dans la pratique !

Ce n'est pas sans une grande satisfaction que nous constatons aujourd'hui que si nous n'avons qu'un seul médicament à opposer à l'action du virus syphilitique, c'est qu'il est en réalité le seul efficace.

Règle générale : quand en thérapeutique on a un grand nombre de produits pharmaceutiques à opposer à une maladie, c'est qu'on ne connaît pas le bon, celui qui agit à coup sûr, comme le sulfate de quinine par exemple dans l'infection paludéenne. Plus nombreuses sont les méthodes curatives pour une même affection et plus elles témoignent de notre impuissance à la guérir ! Pour la syphilis il n'en est pas heureusement ainsi ; un seul remède et c'est assez : le mercure !

Je vous entends déjà dire : et l'iodure de potassium ? Messieurs, vous allez voir tout à l'heure que je ne répudie pas l'iodure de potassium ; bien au contraire, mais ce sel n'est qu'un accessoire, un adjuvant ? comme le disait le chirurgien Richard que je vous citais tantôt, il est bon pour un combat, mais non pour une campagne ! Je crois bien que le professeur Fournier est de cet avis ? Seul, l'iodure de potassium vous rendra de grands services pour parer à une éventualité, à un accident ; associé au mercure, il vous sera d'un précieux et plus constant secours ! je vais m'expliquer :

Il y a des périodes tempestives pour l'un ou l'autre et même pour l'un et l'autre de ces médicaments. A la période secondaire, je n'en excepte pas l'induration du chancre primitif, ni l'engorgement ganglionnaire concomitant, c'est le mercure qu'il faut administrer, à peu près tous les syphilographes sont d'accord sur ce point. Après un certain temps et de certaines doses quotidiennes de sels d'hydrargire, l'iodure de potassium trouvera son indication.

A la période tertiaire l'iodure reprend tous ses droits, contre les néoplasmes, les tuméfactions, les exostoses, périostites, etc. Mais le fond du traitement, le seul qui s'attaque vraiment à la diathèse, c'est le mercure !

Enfin dans les accidents de transition, comme dans le mélange des deux sortes d'accidents secondaires et tertiaires, il faut soumettre le malade à un traitement mixte, c'est-à-dire employer simultanément les deux médicaments. Pareillement dans les accidents secondaires tardifs, il semble que l'association mercure et iodure potassique donne de meilleurs résultats que l'un des deux agents employé seul.

Et c'est pourquoi pour nous, accoucheurs, qui pratiquement sommes le plus souvent en face de vieilles véroles non traitées ou traitées insuffisamment, nous aurons à employer plus souvent si non exclusivement ce traitement mixte.

Je suis heureux d'être en communion d'idées avec mon excellent ami, le Dr Mireur, qui est une autorité parmi les syphilographes et à qui j'ai demandé son opinion. Il a eu la bonté de me la transmettre dans une note, faite au courant de la plume, ce qui lui donne toute garantie de spontanéité comme expression de sa pratique.

Note du Dr Mireur : De toutes les médications susceptibles d'atténuer chez le père et la mère, et plus directement chez la mère, l'influence syphilitique qu'ils exercent sur leurs enfants, il n'en est pas, à mon sens, de plus active que la médication mixte, c'est-à-dire — le biiodure de mercure uni à l'iodure de potassium — dans des proportions variables selon l'âge de la maladie. Je m'explique sur ce point : si la maladie est récente, c'est-à-dire si elle date de moins de deux ans, la dose du sel mercuriel devra être relativement plus forte que si le mal remonte déjà à cinq ou six ans, par exemple, où il faudra compter alors plus particulièrement sur l'efficacité plus grande de l'iodure. Grâce à ce traitement, mais traitement subi régulièrement et sans faiblesse, quelquefois même à doses massives, pendant des années, il est rare que l'action du virus, action si lamentablement funeste, ne s'épuise pas d'une grossesse à l'autre. Cet affaiblissement devient même manifeste dans la plupart des cas ; n'est-il pas fréquent, en effet, de constater chez la mère, comme par une sorte de progression mathématique, des avortements qui s'éloignent de plus en plus du moment de la conception, c'est-à-dire qui, survenus d'abord au second ou au troisième mois, ne se produisent plus ensuite, sous l'effet thérapeutique, qu'aux cinquième ou sixième et en un mot à des époques se rapprochant de plus en plus du terme normal de la grossesse ? Mais là ne s'arrêtent point les constatations qui révèlent l'affaiblissement progressif du virus syphilitique sous l'influence de la médication mixte. Les symptômes spécifiques que portent les enfants frappés de ces terribles stigmates ne s'affaiblissent-ils pas eux-mêmes au fur et à mesure que la maladie date de plus loin chez les parents et que le traitement, lui aussi, a effectué depuis plus longtemps son rôle salutaire ? Quel est celui d'entre nous qui n'a pas observé cette atténuation rassurante dans les cas où il a vu ses prescriptions méthodiquement suivies, et qui, par contre, n'a pas été témoin de retours offensifs chaque fois qu'elles avaient été imprudemment délaissées ?

Cette confiance que j'ai, pour ma part, en l'efficacité du traitement mixte comme médication de l'hérédo-syphilis, au double point de vue préservatif et curatif, ne se borne pas d'ailleurs à ces cas ou à ces genres de syphilis ; voilà longtemps, au contraire, qu'elle est devenue pour moi, et non sans succès d'ailleurs, comme une règle invariable de conduite thérapeutique que j'applique indistinctement à toutes les syphilis acquises que j'ai à combattre.

Ce qui m'a conduit à adopter cette méthode, c'est l'observation que j'ai eu maintes fois l'occasion de faire de la bénignité relative des symptômes spécifiques qui suivaient les syphilis, dans lesquelles, par suite de névralgies sus-orbitaires précoces, j'avais dû, dès le début, employer simultanément et mercure et iodure.

Mais ce n'est point ici le cas de m'étendre plus longuement sur une méthode dont je me propose de faire ressortir à brève échéance tous les avantages avec preuves et observations à l'appui. Qu'il me suffise d'ajouter que, dans certaines conditions, les eaux thermales sulfureuses constituent un puissant auxiliaire à la médication mixte, dont elles favorisent la tolérance, et de mentionner aussi les excellents résultats qu'on est en droit d'attendre des injections hypodermiques également mixtes dans les cas les plus graves.

Puissent ces rapides indications contribuer à l'atténuation d'une des plus terribles tares de l'individu et de la société ! Puissent-elles calmer certaines de ces épouvantables angoisses qui jettent la désolation dans un plus grand nombre de familles qu'on ne le pense ! Puissent-elles surtout aider à la guérison et même à la vie de tant d'innocentes victimes ! Dr H. Mireur.

Messieurs, ces idées, ces vues personnelles du savant syphilographe qui montrent chez lui non seulement l'expérience éclairée d'un praticien consciencieux mais les sentiments élevés d'un homme de cœur, quoique je les trouve peut-être un peu trop exclusives en général, je les partage entièrement en ce qui concerne l'hérédo-syphilis. Je lui donnerai même l'appui du professeur Pinard qui les a adaptées aux conditions particulières de la prophylaxie héréditaire, ce que je vais vous exposer plus clairement.

Nous avons dans nos documents personnels nombre d'exemples où le traitement spécifique a influencé favorablement le sort de la grossesse ; mais aucun n'a revêtu ce caractère de précision que nous retrouvons dans les sept observations du Dr Pinard, relatées dans la thèse de Laporte (1897).

Des faits semblables qu'il a observés maintes fois ont autorisé ce maître à formuler une thérapeutique qui ne se contente pas de guérir les individus, mais a pour but et pour résultat d'éteindre dans la race le fléau de la syphilis.

Certes cette thérapeutique est aussi simple qu'efficace ; il s'agit de faire subir au mari un traitement antisyphilitique pendant six mois, avant l'acte procréateur et à la mère ce même traitement pendant tout le cours de sa grossesse. Voilà les deux piliers de la prophylaxie de l'hérédo-syphilis. Permettez-moi pour mieux préciser de vous citer seulement deux de ces observations rapportées par Laporte.

Obs. XVI. — Famille X... Syphilis paternelle, traitée dix ans. Mariage, deux enfants aujourd'hui rachitiques, 3e grossesse à terme, enfant vivant, mais succombant le 15e jour à des accidents d'hérédo-syphilis, soignés par les professeurs Parrot et Fournier. On institue un traitement prophylactique du mari pendant six mois, traitement de Mme X... pendant toute la durée de sa 4e grossesse : enfant vivant, 4.300 grammes, aujourd'hui bien portant.

Obs. XIX. — Famille S... Syphilis paternelle, traitée sept ans. Mariage, 1re grossesse : hydropisie de l'amnios, hydrocéphalie, nécessitant crâniatomie.

Traitement prophylactique du mari pendant six mois.

Traitement de la mère pendant sa 2e grossesse, gros œuf, accouchement d'un enfant vivant, aucune tare !

Traitement prophylactique du mari avant la 3e grossesse.

Traitement de la mère pendant cette nouvelle grossesse, œuf normal, enfant à terme, 4.090 grammes, bien portant, aucune tare.

Messieurs, ces deux observations démontrent péremptoirement l'influence heureuse et vraiment prophylactique du traitement institué en vue de la procréation saine et vigoureuse, chez l'un des ascendants taré qui avait transmis d'une façon indéniable la syphilis à ses enfants, auparavant.

Mais elles ne démontrent pas que cela : elles nous donnent la raison pour laquelle souvent des syphilis, d'anciennes syphilis même, bien traitées en leur temps, peuvent encore se révéler chez les descendants, sans paraître s'être réveillées chez le générateur ?

Et nous concluons avec le professeur Pinard que pour avoir des enfants indemnes, sains et bien portants, vigoureux même, il ne suffit pas d'avoir subi un traitement spécifique qui a pu blanchir l'individu malade, à ce point qu'il s'est cru guéri ; mais qu'il faut faire un traitement spécifique particulier en vue de la génération à venir et avant l'acte fécondant, pour le père, pendant la gestation et tout le temps de cette gestation pour la mère.

Je pense, Messieurs, que vous avez compris l'importance de ces considérations, de ces conseils, qui n'échapperont ni à votre sagacité, ni à votre philanthropie et que vous serez heureux, consultés par des parents syphilitiques, par un mari au moins, de pouvoir leur promettre qu'il dépendra d'eux, en suivant à la lettre vos recommandations, d'avoir des enfants soustraits à la loi fatale de l'héritage pathologique qu'ils leur avaient préparé.

DIXIÈME LEÇON

HYSTÉROPEXIE ET PUERPÉRALITÉ

Messieurs,

Je veux vous parler aujourd'hui du n° 8 de la salle des accouchées. C'est une femme de 23 ans, qui est entrée dans la salle de travail le 3 mai, à midi, au moment où la poche des eaux venait de se rompre tempestivement, c'est-à-dire à dilatation complète. Le fœtus se présentait en OIGA, le sommet fortement engagé ; la période de dilatation avait duré 3 heures, celle d'expulsion dura 1 heure, et l'on reçut un enfant bien vivant et vigoureux, pesant 3 kil. 720. La délivrance n'a rien présenté de particulier. Placenta, 550 grammes, inséré normalement. Les suites de couches jusqu'à aujourd'hui sont apyrétiques, et tout nous fait supposer que l'allaitement maternel se fera dans de bonnes conditions.

Vous allez donc vous demander pourquoi je veux attirer votre attention sur un cas en apparence aussi normal, et qui le serait en effet si les antécédents de l'accouchée n'en faisaient, au contraire, un cas des plus intéressants.

Si vous examinez cette petite femme, à la peau brune, vous trouvez sur l'hypogastre, au-dessus du pubis, à 4 centimètres, une cicatrice longitudinale et médiane de 5 centimètres environ. Interrogée sur sa provenance, cette multipare, qui en est à sa troisième grossesse, nous dit qu'elle a accouché à la clinique, il y a quatre ans, spontanément et avant terme, d un enfant vivant ; que six mois après, elle y entra pour une chute de matrice et que je l'opérai moi-même pour lui remettre l'organe en place, c'est-à-dire que je lui pratiquai une hystéropexie abdominale.

Ainsi donc voilà le fait particulier : intervention chirurgicale sur l'utérus, ayant pour but de le fixer par la suture à la paroi abdominale, intervention qui se passe en janvier 1901, entre sa deuxième grossesse et celle qui vient de se terminer heureusement, à terme, il y a trois jours.

C'est justement à propos de ce cas que je vais vous entretenir de l'influence de la fixation de l'utérus pour prolapsus sur l'évolution et la terminaison des grossesses subséquentes. Rappelons d'abord que, suivant que l'indique son étymologie grecque, le mot hystéropexie veut dire simplement fixation de l'utérus et qu'il y a deux méthodes pour arriver à ce but que, sans plus d'explication, les expressions de ventro-fixation et vagino-fixation vous préciseront. Je ne m'occuperai aujourd hui que de la première, c'est-à-dire de l'hystéropexie abdominale ou ventro-fixation.

Si nous nous en tenions au cas dont il est question en ce moment, il semblerait que l'hystéropexie abdominale n'a que peu d'influence sur le sort de grossesses et d'accouchements postérieurs à l'intervention chirurgicale. Et même on pourrait attribuer à cette opération la possibilité, pour cette troisième grossesse, de s'être prolongée jusqu'à terme, puisque les deux premières s'étaient terminées à la fin du huitième mois.

Il ne faut pourtant point, dans une question aussi complexe, conclure du particulier au général et plus que jamais peut-être il faut se rappeler l'adage de notre vieux poète français qu'une arondelle ne fait pas le printemps.

On vient en effet de traiter cette question à l'ordre du jour du dernier Congrès de Gynécologie, Obstétrique et Pédiatrie qui vient d'avoir lieu à Rouen, et notre excellent ami et distingué collègue Oui, de Lille, dans un lumineux rapport, en a présenté une mise à point qui intéresse à la fois les chirurgiens et les accoucheurs, Avant de vous parler de cet important document, permettez-moi de vous exposer ici le résultat de notre propre expérience.

En comptant l'observation présente,nous avons eu cinq fois l'occasion de voir accoucher dans notre service des femmes ayant subi, à des titres divers et par des chirurgiens différents, l'hystéropexie abdominale. Voici le résumé des quatre observations que vous ne connaissez pas encore :

Obs. I. — Femme VIpare. 3 sommets. Enfants vivants. Hystéropexie par Villeneuve. 4e grossesse. Présentation du siège. Enfant mort pendant le travail. 5e grossesse. Avortement à 3 mois. 6e grossesse, accouche à la Maternité. Travail très long. Col très haut, tourné vers la symphyse sacro-iliaque gauche, reste au-dessus du détroit supérieur. L'utérus fixé à la paroi abdominale est tordu sur lui-même, dilatation lente en forme de croissant, tentative de version infructueuse, travail traîne,puis enfin accouchement spontané.Fœtus vivant,3.100grammes. Sorti par le sommet.

Obs. II. — Femme VIpare. 4 sommets. Enfants vivants. En novembre 1895, elle est opérée à Bichat (Paris). En 1898, avril, avortement de 3 mois. En décembre de la même année, avortement de 6 mois, à la Maternité.

Obs. III. — Femme VIIIpare. 5 sommets. Enfants vivants. Opérée, puis un avortement à 3 mois. Un accouchement à terme, dit-elle ? puis enfin cette 8e grossesse qui se termine à la Maternité. Présentation de l'épaule droite AIG. Version par manœuvre externe ou correction en sommet ; fœtus vivant de 4.350 grammes.

Obs. IV. — Femme Vpare 3 sommets Enfants vivants. Elle est opérée à Pise et accouche, dix mois après, d'un enfant qui vient par les pieds. Grossesse actuelle : Gémellaire. 2 épaules. 2 versions par manœuvre interne amènent 2 fœtus vivants de 2.200 et 2.100 grammes. Le col est resté très haut. L'utérus est adhérent à la paroi abdominale (Maternité).

Vous voyez tout d'abord que, chez 3 de ces femmes, toutes multipares (VI, VII et VIII), alors qu'elles avaient eu auparavant 3, 4 et 5 enfants vivants, venus à terme et par le sommet spontanément, il y a eu avortement à 3 mois, et chez l'une d'elles, dans la même année, un second avortement à 6 mois, dans les grossesses qui ont évolué après la ventro-fixation.

Cette dernière femme, qui n'a plus eu de grossesse que je sache, avait été opérée à Bichat, c'est-à-dire que l'intervention offrait toutes les garanties d'une technique irréprochable.

A ne considérer que ces trois cas, nous voyons déjà que le résultat est bien différent de celui observé plus haut, et nous serions tentés de croire à la fréquence des avortements chez les femmes qui ont subi l'hystéropexie. C'est justement une des conclusions du rapport du professeur Oui, qui relate une statistique de Demelin portant sur 112 grossesses consécutives à l'hystéropexie ; ce qui prouve, entre parenthèses, que l'opération n'empêche nullement la possibilité de la gestation. Sur 112 cas, on note 20 interruptions de la grossesse, soit 5 accouchements prématurés, et 14 avortements, ou 12 0/0 de ces derniers.

D'autres observateurs en France, en Allemagne et en Amérique, cités par Oui, ont remarqué aussi la fréquence des avortements dans des cas semblables et viennent corroborer cette opinion, quoique l'on sache évidemment que les causes de l'avortement soient multiples et très nombreuses en dehors de cette étiologie particulière.

Voilà donc un premier méfait imputable à l'hystéropexie ; mais, toujours en nous en tenant à nos quatre observations, nous allons en trouver d'autres qui feront sentir leur influence sinon sur la grossesse, du moins sur l'accouchement.

C'est d'abord la longueur du travail, comme dans notre observatien I, due à l'élévation de la présentation, à la hauteur et à la direction du col, à la forme irrégulière de celui-ci durant la dilatation et au défaut d'engagement dû uniquement aux parties molles, — tous phénomènes notés par Oui dans nombre d'observations.

C'est aussi la fréquence des présentations anormales et les dangers qu'elles font courir au fœtus (obs. I ; mort du fœtus durant le travail, il se présentait par le siège).

C'est parmi elles la présentation de l'épaule, souvent observée, comme dans l'observation III, où elle a été modifiée par la version externe, très heureusement pour le fœtus qui pesait

4.350 grammes ; comme dans l'observation IV, double présentation de l'épaule, après une grossesse où l'accouchement s'était fait par le siège.

Tout cela doit se rencontrer et se rencontre plus souvent après la ventro-fixation que dans les grossesses des femmes ayant les organes génitaux indemnes.

Et si nous nous reportons au mémoire de Oui, nous voyons le pronostic s'assombrir encore dans quelques cas, assez nombreux du reste, et des interventions obstétricales, telles que l'opération césarienne, devenir nécessaires, pour parer au défaut d'engagement, à la rigidité du col, à la rupture utérine. Donc non seulement la grossesse, mais la vie de la mère et de l'enfant peut être compromise par le fait d'une hystéropexie antérieure !...

Est-ce à dire, Messieurs, que l'on doive proscrire cette opération chez les femmes susceptibles d'avoir encore des enfants ? Et faut-il ou ne pas opérer les prolapsus utérins par cette méthode, ou lui en préférer une autre ? le raccourcissement des ligaments ronds, par exemple ?

C'est une question délicate et importante à laquelle on ne peut répondre d'un seul mot. Ici comme toujours, en médecine et en chirurgie et en obstétrique aussi, il faut être éclectique ; je veux dire qu'il faut ne pas avoir de parti pris et opposer la thérapeutique des indications à la thérapeutique systématique. Peut-être a-t-on abusé de l'hystéropexie, en négligeant les autres méthodes moins nouvelles et aussi moins faciles, au point de vue opératoire, mais il est des cas où l'hystéropexie est la seule opération qui puisse vous donner un bon résultat. Comme le dit Oui, cependant, et comme l'avait déjà dit Pinard, il y a hystéropexie et hystéropexie, et peut-être que la technique opératoire est pour beaucoup dans le pronostic des grossesses futures.

Pour ma part, je me range à cette manière de voir. J'ai abandonné l'opération d'Alexander-Alquié qui n'a pas tenu ce qu'elle promettait ; je ne parle que de ma pratique personnelle, et quand la restauration du périnée ne peut combattre efficacement le prolapsus utérin, sans avoir un faible pour la ventro-fixation, j'y ai pourtant volontiers recours !... Mais je suis partisan plus que jamais, après la connaissance du rapport de Oui, de la suture sur le milieu de la face antérieure de l'utérus, en se tenant au-dessous de la hauteur de l'insertion des trompes. Nous allons y revenir.

Léopold, Munde, Noble fixent la matrice, peu au-dessus du pubis, par son fond. Celle-ci, immobilisée dès le début de la grossesse — et vous savez que c'est surtout par le fond que commence l'expansion de l'organe gravide — se développe alors aux dépens de sa face postérieure et prend une situation vicieuse, qui est la source de tous les accidents, ainsi que le démontrent plusieurs observations, complétées par l'autopsie et rapportées par Oui.

La fixation par une des cornes de l'utérus — c'est ce qui s'était passé dans notre observation I — amène aussi la torsion de l'organe de la gestation et entraîne des conséquences qui peuvent être désastreuses.

Exposons donc la technique opératoire que nous croyons devoir vous conseiller, celle que nous avons toujours suivie, y compris le cas que nous venons d'observer et qui a fait l'objet de cette leçon. Quand je lus la relation de la première opération pratiquée en France par le professeur Terrier, je fus frappé, comme chirurgien, de sa simplicité et des bénéfices qu'on pourrait en tirer ; mais, comme accoucheur, je me demandais si j'aurais par la suite la même impression ? C'est pourquoi, hanté par cette pensée de la fixation d'un organe qui devait, en même temps que s'amplifier sur place, émigrer dans la grande cavité péritonéale, je combinais toute chose en vue de cette double perspective et, sans vouloir réclamer ici aucune priorité, tant la chose me paraît naturelle, je m'en tins à la technique suivante : Après avoir soigneusement vidé la vessie, la femme endormie bien entendu, nous pratiquons à 4 centimètres au-dessus du pubis, sur la ligne médiane, une incision longitudinale de 4 à 5 centimètres environ. L'utérus découvert est pincé et maintenu durant l'opération par une pince de Museux, jusqu'à la pose du premier fil. Nous faisons trois points de suture, à 1 centimètre de distance l'un de l'autre, ce qui ne prend que 2 centimètres de longueur, sur le raphé médian de la face antérieure de l'utérus. Le plus haut point est mis à 1 ou 2 centimètres au-dessous de la ligne qui rejoint les insertions tubaires, le plus bas au-dessus de l'isthme à 1 centimètre environ. Le fil qui entre par une des lèvres de la plaie, de dehors en dedans, traverse successivement la peau, la paroi musculaire et le péritoine, pénètre dans l'épaisseur de la paroi utérine, sans aller trop profondément, chemine pendant 1 centimètre environ sous le raphé médian et ressort de l'autre côté en sens inverse symétriquement. Les trois fils sont liés séparément au-dessus de la paroi, en ayant soin de bien affronter les lèvres de la plaie dans toute l'épaisseur, et des crins de Florence sont placés dans l'intervalle des trois points profonds pour assurer l'adhésion exacte des autres parties. Ce procédé est extrêmement simple et rapide, il donne d'excellents résultats. En effet, l'utérus se laisse attirer au contact de la paroi abdominale, et des adhérences séreuses ne tardent pas à s'établir. Elles sont solides, ainsi que vous avez pu le constater chez notre accouchée ; car on sent chez elle l'utérus encore adhérent à la paroi abdominale, sans que pourtant cette adhésion ait gêné son mouvement d'expansion pendant la grossesse, ni celui d'involution après la délivrance. La seule particularité qu'on avait remarquée et qu'on remarque encore, c'est que la matrice a son fond dirigé à gauche, au lieu de l'avoir à droite, comme c'est le cas le plus commun et comme cela est mentionné d'ailleurs dans l'observation de la 2e grossesse.

Le 8e ou le 9e jour, au premier pansement, nous coupons les fils au ras de la peau d'un côté et nous tirons de l'autre pour les enlever, sans crainte d'infection.

En vous tenant dans les limites que nous venons de prescrire pour la suture de l'utérus, vous éviterez les dangers de l'immobilisation de cet organe contre le pubis et la direction vicieuse qu'il affecterait si vous l'aviez fixé trop près de son fond.

Et pour conclure nous dirons que, s'il faut être sobre d'interventions chirurgicales sur la matrice en vue de son rôle dans la gravidité, il faut, le cas échéant, ne pas rejeter une opération indiquée, en s'en tenant toutefois au minimum de tout ce qui pourrait changer les conditions normales de l'intégrité et de la statique de cet organe de la gestation.

ONZIÈME LEÇON

NÉPHROPEXIE

Messieurs,

Je vais vous parler aujourd'hui de la femme, couchée au 10 de la salle de Gynécologie, que vous m'avez vu opérer vendredi 12 juin. Avant de vous décrire l'opération qu'elle a subie, avant de justifier, et pour justifier même cette intervention, je dois vous raconter l'histoire pathologique de cette malade. Voici l'observation rédigée par notre interne, M. Savelli :

Obs. — A. L..., 32 ans, ménagère, entre le 26 mai 1903, dans notre clinique. Elle n'aurait jamais été malade, réglée à 15 ans et depuis règles toujours normales et régulières, a accouché, il y a huit ans, à terme d'un enfant encore en vie et bien portant.

Il y a six mois, elle a commencé à souffrir de pesanteurs, puis de douleurs dans la région lombaire. Légères au début et survenant le soir seulement après les fatigues de la journée, elles n'empêchent pas la patiente de continuer son travail. Cependant les crises deviennent de plus en plus fréquentes et douloureuses avec irradiations dans les cuisses, dans l'épaule droite. Quelque temps après, ces douleurs reviennent à tout moment de la journée, s'exagèrent sous l'influence de la moindre fatigue et obligent cette femme à interrompre son travail. Elle a de la céphalée, des maux de cœur continus, des nausées, elle digère moins facilement, l'appétit diminue et la constipation devient opiniâtre.

De plus, le caractère se transforme, elle devient nerveuse, irritable, très émotive.

Enfin la profonde altération de l'état physique aussi bien que moral la déterminent à entrer à l'hôpital.

A son arrivée dans le service, nous constatons chez elle un état neurasthénique avec tendance au découragement; l'état général paraît cependant assez bien conservé.

L'examen des différents organes reste complètement négatif : rien d'anormal au cœur, aux poumons, rien dans l'utérus, ni du côté des annexes.

La malade se plaint de maux de reins constants et intenses avec exacerbations. C'est de ce côté que nous dirigeons notre investigation.

Une fois couchée sur le dos, respirant largement, les cuisses fléchies, elle nous permet d'arriver, en déprimant profondément la paroi abdominale, à sentir une tumeur rénitente, douloureuse, très mobile dans le flanc droit, qui fuit avec la plus grande facilité sous la main qui l'explore.

Sous le sommeil chloroformique, l'exploration rénale, par le procédé de Glénard, donne encore de meilleurs résultats et permet de sentir nettement l'extrémité inférieure arrondie du rein droit. Le procédé d'Israël et celui de Guyon donnent une sensation moins nette.

Diagnostic : rein droit flottant, pouvant se refouler dans sa région, pouvant sous l'influence de la compression médiate réintégrer sa situation normale.

J'ai tenu à vous lire cette observation *in extenso*, car vous y trouverez le tableau clinique de cette affection intéressante qu'on appelle rein mobile, rein flottant, rein déplacé et c'est pour remédier aux inconvénients qui en résultent que nous avons pratiqué la néphropexie, c'est-à dire la fixation de l'organe en son lieu normal. Pour bien vous rendre compte de ce que nous avons fait et pour légitimer, comme je vous le disais en commençant, l'intervention chirurgicale, il me faut maintenant entrer dans quelques détails.

Vous savez où se trouve situé le rein normalement. Il est, ainsi que l'indiquent les classiques, placé de chaque côté de la colonne vertébrale, occupant la hauteur du corps des deux dernières vertèbres dorsales et des deux premières lombaires, couché sur sa face postérieure, son grand axe oblique de manière que les extrémités supérieures des deux organes sont plus rapprochées de la ligne médiane que les inférieures. Les premières sont coiffées par la capsule surrénale correspondante, les secondes sont libres. Les hiles qui reçoivent les gros vaisseaux et les nerfs et d'où partent les uretères, au niveau du bassinet, sont en dedans, le bord externe ou grande circonférence du rein regarde en dehors. Le péritoine passe au devant de la face antérieure, la postérieure est en rapport immédiat avec le muscle carré des lombes ; on peut donc dire que ce viscère est extra-péritonéal, remarque importante sur laquelle nous reviendrons. Les rapports du rein sont différents à droite et à gauche, si on les considère vis-à-vis des organes contenus dans la cavité abdominale dont ils occupent la partie la plus profonde, en dehors de la cavité péritonéale. Le rein gauche, en effet, est en rapport avec la rate, et avec la queue du pancréas dans son cinquième inférieur, avec l'angle du côlon transversal et du côlon descendant, par sa face antérieure. Le droit avec le foie sur la face inférieure duquel il marque son empreinte, avec le côlon ascendant et l'angle du côlon transverse par sa face antérieure. Mais si ces rapports diffèrent, comme nous le voyons pour les faces antérieures, la postérieure est toujours en rapport avec la carré des lombes, c'est-à-dire, avec les muscles de la région lombaire, région par laquelle on peut atteindre l'organe sans pénétrer dans le péritoine, en l'attaquant directement de ce côté.

Vous n'ignorez pas que le rein dans cette loge sous-péritonéale est entouré d'une atmosphère graisseuse qui est plus ou moins abondante et qui lui fait un coussinet qui protège toute sa périphérie et qui est plus abondante en bas où des tractus fibreux nombreux la rattachent au côlon.

Notez enfin qu'outre les nerfs multiples qui proviennent du grand sympathique, du plexus solaire et du petit splanchnique, lesquels forment un riche plexus autour des vaisseaux et présentent de nombreux ganglions nerveux, pour la nutrition de l'organe, celui-ci est en rapport avec les nerfs de la vie de relation, tels que le crural, le grand sciatique, les deux branches abdomino-génitales, les fémoro-cutanées et les génito-crurales.

Enfin disons ce qu'ont noté tous les anatomistes, que le rein droit descend un peu plus bas que le gauche à l'état normal. J'ai cru utile de vous rappeler ces détails anatomiques, car ils vous rendront mieux compte des phénomènes douloureux que vous observerez quand les rapports du rein sont modifiés par son déplacement et ils vous feront comprendre tout d'abord que ce déplacement ne peut se faire qu'en bas, en dedans et en avant. Ils vous expliquent aussi que l'organe peut se mouvoir dans sa loge adipeuse, devenue trop grande par l'amaigrissement qui aurait diminué la quantité de graisse qu'elle contient et que, sollicité par son propre poids, il peut glisser en bas et en sortir, toujours sous le feuillet péritonéal qui passe au devant de lui. C'est ce qu'on appelle l'ectopie par glissement, en regard de laquelle Potain admettait une ectopie par antéversion.

Bien que les déplacements du rein soient connus depuis longtemps puisque, d'après Duplay, ils furent signalés par le grand anatomiste Riolan, en 1561, étudiés par Rayer en 1835, ce n'est qu'en 1859 que Fritz en fit un vrai chapitre de pathologie et il fut suivi dans cette voie par Bocquet en 1865 et Rollett en 1866. Mais en 1883, Duplay disait encore que cette mobilité du rein qui pouvait faire constater sa présence dans la fosse iliaque ou en avant de la colonne vertébrale, au niveau de la région ombilicale, était du ressort de la pathologie interne, sans doute à cause des troubles nerveux qui l'accompagnent et du peu de sécurité que l'on avait, avant la période chirurgicale antiseptique, quand on attaquait les organes internes, même en dehors du péritoine. Si la prudence est la mère de la sûreté ; jamais cette proposition n'a reçu de meilleure consécration qu'en chirurgie. Mais depuis une vingtaine d'années, depuis les hardiesses que nous ont permises les doctrines pastoriennes et leur application à l'art chirurgical, la question a fait un grand pas et nous sommes aujourd'hui armés contre cette affection qui peut rendre si malheureuses les personnes qui en sont atteintes.

Or ces personnes sont le plus souvent les femmes et l'organe déplacé est le plus souvent le rein droit. Vous allez vous expliquer cette double particularité par la genèse de la maladie.

En dehors des contusions lombaires, des exercices violents, supposant des sauts brusques ou des efforts constants, qui pourraient agir directement sur les reins ou indirectement par le refoulement en bas du diaphragme, l'usage du corset comprimant surtout le foie refoule en bas le rein droit. Viennent les grossesses qui distendent les parois abdominales à ce point qu'elles y laissent des stigmates indélébiles de leur action et qui produisent quelquefois un amaigrissement considérable, qui produisent aussi des efforts violents et incessants de vomissements, qui peuvent apporter des troubles mécaniques dans le fonctionnement des reins par la distension de l'utérus, etc., il ne vous sera pas difficile d'expliquer l'action de ces causes sur le rein et particulièrement sur le rein droit. De plus, la congestion menstruelle qui augmente de beaucoup la turgescence du rein explique à la fois la possibilité de son glissement et sa participation à l'état douloureux de cette période. Tous les malades que j'ai vus, atteints de mobilité du rein, sauf un seul, étaient des femmes et l'organe déplacé était le rein droit. Le seul homme que j'ai observé avait aussi une ectopie iliaque du rein droit. Donc notre malade ne fait pas exception à la règle générale, c'est une femme qui a eu une grossesse et qui, si elle ne portait pas un corset serré, avait une profession pénible qui l'obligeait à des efforts fréquents.

Mais voyons de plus près l'analyse clinique qui nous a permis d'établir notre diagnostic :

Les symptômes qu'elle présentait étaient des signes objectifs et des phénomènes subjectifs.

C'est par l'exploration directe de l'abdomen et des organes y contenus, sans oublier les organes génitaux, que l'on pouvait expliquer les symptômes fonctionnels que présentait cette femme. Et quand je dis fonctionnels, notez que ce n'est pas dans la fonction urinaire que se manifestaient ces symptômes, il est à remarquer, à part l'hydronéphrose qui est tout naturellement une cause ou quelquefois un résultat de l'ectopie rénale, à part les tumeurs qui augmentent le volume et le poids de l'organe, à part les calculs néphriques, ces déplacements du rein n'amènent aucune modification de l'urination.

Si nous pouvions donc relier l'ensemble symptomatique des troubles fonctionnels et douloureux que présentait notre malade à l'ectopie rénale, c'est que tout d'abord nous pûmes constater par l'examen objectif que son rein droit était déplacé. En effet, si l'inspection et la percussion lombaires ne nous donnaient aucune indication (et je commence par là parce qu'on a noté, dans le déplacement du rein, l'exagération latérale de la concavité lombaire et l'augmentation de la matité au delà du bord externe, de la masse sacro-lombaire), si dis-je, on ne trouvait rien d'anormal de ce côté, il n'en était pas de même en recherchant par l'inspection médiate, en avant et sur le côté droit, dans le flanc, la situation du rein. Et si nous avons été amené à faire cette recherche, j'insiste sur ce point clinique, c'est qu'avec les troubles de la santé que nous constations, nous ne trouvions rien d'anormal pour les expliquer dans la zone génitale. Il faut bien que vous sachiez quelle relation de cause à effet existe entre les lésions de l'appareil génital et en particulier des ovaires, avec les ectopies rénales, à ce point qu'en intervenant pour ces organes malades, on peut guérir ou au moins amender des symptômes que l'on mettait sur le compte de la mobilité du rein. Je pourrais vous en citer une observation récente où sur une femme, couchée justement à ce même numéro de notre salle, j'ai enlevé l'ovaire droit malade, sans avoir touché au rein mobile, mobilité constatée par la main pendant l'opération, ce qui n'a pas empêché cette malade de sortir guérie il y a quelques jours. Revenons à notre examen, ainsi qu'il est dit dans l'observation, le rein se sentait en dehors du grand droit de l'abdomen, descendu assez pour que l'on pût limiter dans le sommeil chloroformique son extrémité inférieure arrondie, et, signe pathognomonique, pour que la tumeur saisie entre les doigts ait pu glisser et fuir comme un noyau frais serré entre le pouce et l'index ; cette sensation, quand on l'a bien franche, est en effet un signe certain de mobilité rénale, car le rein en ectopie accidentelle est presque toujours mobile, ce qui doit le différencier du rein en ectopie congénitale, difficile à diagnostiquer d'ailleurs pendant la vie.

Voulez-vous un exemple de cette difficulté : Hochenegg en a publié un cas, très extraordinaire (Pozzi, 1900, n° 5). Le rein en ectopie congénitale était fixé entre le sacrum et le rectum, très haut, mais accessible dans le cul-de-sac de Douglas. Chrobacth diagnostiqua un myome du ligament large gauche et voulut faire la laparotomie, la malade refusa. Shauta crut à un ovaire malade ectopié, il fit l'incision du cul-de-sac et ne put arriver à limiter la masse dure qu'il laissa en place, enfin Hochenegg pensa que c'était un cancer du rectum, vu la consistance de la tumeur et les phénomènes de compression qu'elle produisait (constipation opiniâtre), il voulut alors attaquer le néoplasme par la voie sacrée et trouva le rein, non sans avoir déchiré l'artère rénale qu'il lia immédiatement et finit l'opération après avoir mis une ligature sur le pédicule du rein qu'il enleva, la malade guérit. Mais quand je dis que presque toujours le rein en ectopie accidentelle est mobile, rein flottant des auteurs, je ne dis pas toujours, j'ai en effet par devers moi, une observation très intéressante où la mobilité n'existait pas. Permettez-moi de vous la résumer en deux mots : il s'agissait d'une sage-femme, une de mes anciennes élèves, exerçant dans la banlieue de Marseille, qui avait été prise à plusieurs reprises de crises aiguës que l'on croyait être des crises de coliques hépatiques et qui brusquement, alors qu'elle croyait être guérie, était reprise de nouveau. Elle avait maigri, était anémiée, affaiblie, à ce point qu'elle ne pouvait plus exercer sa profession. Elle alla consulter mon maître, le professeur Magail, qui après l'avoir examinée ne s'y trompa pas et diagnostiqua une ectopie rénale avec phénomènes d'étranglement. Il eut la bonté de me l'adresser et me rangeant, après examen de la malade, à sa manière de voir, je fis entrer cette femme à la Maternité pour l'opérer. Or voici ce qui se passa.

Comme le rein se sentait à la région ombilicale et même un peu au-dessus, ce qui est rare, mais on ne pouvait se tromper, étant donnée la forme de la tumeur, je procédai à l'opération par la laparotomie. Or à peine eus-je saisi le rein pour l'examiner qu'il me glissa entre les doigts et fut se remettre à sa place. Nous pûmes nous assurer alors qu'il avait forcé l'hiatus de Winslow et que, comprimé par les bords de cette ouverture, il donnait lieu à tous les symptômes observés. Il en était bien ainsi, car cette malade guérit rapidement, reprit l'exercice de sa profession et se maria quelque temps après, elle est mère aujourd'hui, sans avoir jamais vu revenir les mauvais jours de souffrance. Vous voyez donc que l'on peut observer le rein déplacé accidentellement, sans qu'il ait conservé sa mobilité ? D'ailleurs, il est d'autres cas que je ne puis vous citer, faute de temps, où cet organe peut, même sans altération de tissu, contracter des adhérences avec les organes voisins qui le fixent dans sa situation anormale.

Ce que remarquent tous les auteurs, c'est que la capsule surrénale n'accompagne jamais le rein déplacé et que si, dans l'ectopie congénitale, suivant le lieu où se trouve l'organe, les vaisseaux présentent des modifications et l'uretère est plus court par exemple, il n'en est jamais ainsi pour l'ectopie accidentelle ; si tiraillés que soient les vaisseaux, le pédicule du rein a toujours sa constitution normale.

Revenons à notre malade, nous étions donc sûrs qu'elle avait un rein flottant, mais les troubles fonctionnels : douleurs, s'exaspérant du reste à l'époque menstruelle, nausées, maux de cœur, inappétence et constipation, inquiétudes, tristesses, en somme neurasthénie, étaient-ils sous la dépendance de ce changement de situation du rein ?

Messieurs, nous touchons là à un point délicat de la question et difficile à résoudre *à priori* ; car, en effet, si les troubles de la dénutrition chez les neurasthéniques sont bien propres à produire des ptoses, surtout du côté des organes digestifs, de l'amaigrissement et partant la fonte du tissu adipeux, on peut se demander s'ils ne sont pas aussi cause plutôt qu'effet dans l'ectopie du rein et il est des cas où le doute sera toujours permis.

Eh bien ! je résoudrai la question de la façon suivante :

S'il est vrai que souvent les troubles neurasthéniques se rencontrent *sine lesio materiæ*, au moins en apparence, j'estime que lorsque l'on trouve une lésion, une anomalie quelconque dans l'économie de ces neurasthéniques, il faut d'abord, si on le peut et sans danger, corriger cette anomalie, aller tout droit à la manifestation concrète qui peut être la cause de l'état nerveux, l'entretenir et être, passez moi l'expression, le corps du délit.

Cette manière de voir est justifiée par des observations nombreuses où les troubles neurasthéniques ont cessé chez les opérées, soit dans cette affection du rein flottant, soit dans d'autres affections, particulièrement dans celles des organes génitaux.

Nous exposerons dans la prochaine leçon la technique que nous avons suivie et nous examinerons encore quelques points intéressants de cette question que le défaut de temps nous empêche de traiter aujourd'hui.

Mais si je suis décidé à intervenir quand le diagnostic est certain, je suis hésitant quand au contraire il n'est pas ferme, et il ne peut quelquefois être qu'obscur à cause de la difficulté de l'examen direct.

Par exemple, chez les femmes nerveuses dont les muscles abdominaux se tendent et se contractent au moindre contact, et en admettant qu'on pratique chez elles l'inspection rénale sous le chloroforme, il y aura toujours une catégorie de femmes qui nous laissera très incertains sur le déplacement de leur rein. Celles qui sont obèses par exemple, car l'obésité et la neurasthénie sont loin d'être incompatibles ; elles se rencontrent au contraire très souvent, chez la même femme, avec ce ralentissement de la nutrition qu'invoque le professeur Bouchard et qui explique bien des désordres.

DOUZIÈME LEÇON

NÉPHROPEXIE

(*Suite.*)

Messieurs,

Quand on s'arme du bistouri pour une intervention il faut toujours le faire après avoir établi son diagnostic et savoir où l'on va, c'est-à-dire connaître parfaitement la région dans le champ de laquelle on va opérer. Cela vous semble une assertion banale, croyez bien qu'elle n'est pas hors de propos. Depuis que le chloroforme a supprimé la douleur, depuis que la forcipressure a supprimé les hémorrhagies, depuis que l'antisepsie a supprimé l'infection purulente, que de chirurgiens, qui le sont très peu ou pas du tout, se lancent dans des entreprises inconsidérées où l'enjou n'est autre que la vie humaine? Je n'ai pas besoin de caractériser, je devrais dire flétrir, une pareille conduite, ce n'est point pour vous décourager que je vous dis cela mais au contraire pour vous faire saisir l'importance de bien étudier l'anatomie topographique, avant de vous lancer dans la médecine opératoire et aussi pour vous recommander de vous défier d'interventions qui ne sont ni indiquées, ni même quelquefois rationnelles, voilà pourquoi je vous faisais part de ma réserve en face d'un diagnostic incertain du rein flottant.

Mais chez la malade qui fait de nouveau l'objet de cette leçon nous n'avions pas à craindre de déceptions et toutes les conditions de certitude étaient réunies. Il s'agissait seulement de choisir la méthode opératoire. Eh bien ! dans ce cas particulier elle ne pouvait être douteuse. Après ce que je vous ai dit de la topographie du rein, il était tout naturel d'attaquer cet organe par l'endroit où il est le plus accessible, c'est-à-dire par la région lombaire ; c'est ce que nous avons fait et c'est après vous avoir décrit la technique que nous avons suivie que nous discuterons les cas où l'on peut, où l'on doit au contraire employer la méthode, dite transpéritonéale, précédée bien entendu de la laparotomie.

Si le rein est accessible par sa face postérieure, si l'on peut arriver dans sa loge directement en se tenant en dehors du péritoine, il n'en est pas moins vrai qu'il est profondément placé au-dessous d'une masse musculaire qu'il faut inciser pour atteindre le but. Je vous rappellerai donc qu'en faisant porter l'incision dans la région lombaire, incision verticale de la 12e côte à la crête iliaque, qui généralement suffit quand le rein a son volume ordinaire, il faut faire cette incision en dehors de la masse sacro-lombaire de manière à couper le feuillet moyen du muscle transverse de l'abdomen qui, vous le savez, s'insère au sommet des apophyses transverses des vertèbres de la région et bride en avant ces muscles en les séparant du carré des lombes.

Vous trouverez donc sous le bistouri : 1° la peau et le tissu cellulaire sous-cutané ; 2° le grand dorsal ; 3° le petit oblique ; 4° le feuillet moyen du transverse ; 5° le carré des lombes ; 6° son aponévrose et vous serez alors sur la capsule adipeuse du rein.

Vous avez vu que le feuillet fibreux qui l'entoure incisé, la graisse péritonéale a fait hernie, à travers la boutonnière que j'avais faite. J'ai alors introduit l'index dans cette ouverture pour ouvrir plus largement la capsule et en faisant refouler le rein par une pression sur l'abdomen, j'ai pu toucher sa face postérieure. Mais vous avez vu aussi combien il fuyait sous le doigt explorateur. Vous avez vu aussi quelle difficulté il y avait à mettre l'organe à nu pour vous le montrer au milieu de cette masse graisseuse qui se dérobait quand on voulait la saisir, de même que le rein quand on cessait la compression.

Cependant, après l'avoir accroché avec l'aiguille de Pozzi, nous pûmes placer un double point de suture au gros catgut pour ne pas déchirer le parenchyme rénal et nous fixâmes dans les muscles les chefs de ce double fil, puis nous fermâmes la plaie par la suture en étages.

Je note en passant que les fils qui doivent maintenir le rein ont été placés sur la partie inférieure de manière à éviter les tiraillements quand la malade se lèvera, ce qui a été d'ailleurs conseillé par Hahn.

Je n'ai pas cru, comme le recommande Tuffier, devoir fixer le côlon que je vous ai montré en l'attirant dans l'angle inférieur de la plaie, mais que j'ai refoulé, ni fixer le rein aux apophyses transverses comme le pratique Howitz ; car chez notre malade, le rein quoique mobile et ayant abandonné sa place habituelle n'en était pourtant pas très éloigné et n'était pas trop flottant.

En somme, je crois que dans cette opération, il y a des *cas simples* et des *cas compliqués* qui nécessitent telle ou telle conduite que l'on peut improviser suivant l'indication alors qu'on s'est rendu compte, la loge du rein ouverte, que celui-ci est dans telle ou telle condition. Je ne puis entrer dans tous les détails en examinant tous les cas qui ont donné lieu à des modifications de procédés particuliers, car ils sont très nombreux et il n'est pas d'opérateur qui n'en ait inventé ; mais je veux vous dire que si l'opération aujourd'hui a perdu de sa gravité et peut être faite à peu près sans danger, il ne faut pas toujours la faire et il est des cas, surtout quand la mobilité du rein se complique ou s'accompagne d'entéroptose, où les moyens contentifs suffisent et où une bonne ceinture remplace avantageusement l'intervention chirurgicale.

Mais si le port de la ceinture est douloureux, si les phénomènes fonctionnels s'accusent de plus en plus, vous êtes autorisés à proposer l'opération, cette néphropexie qui, quoique bénigne, donne encore çà et là quelques cas de mort.

Ainsi nous avons perdu par infection une jeune élève accoucheuse qui avait subi cette opération, laquelle n'avait présenté aucune complication ; de pareils cas, heureusement fort rares doivent tout de même rendre très circonspects.

Et les anciens chirurgiens, je veux dire la génération de nos maîtres, disaient toujours que c'était dans les opérations dites de complaisance que l'on avait les pires résultats. C'est ce qui fait que Depaul a conservé toute sa vie une loupe de la joue, ce qui était fort laid mais qui ne le gênait pas.

Je n'ai voulu bien entendu, parler dans l'exposé du procédé que nous avons employé, que de la technique qui a trait à la néphropexie d'un rein normal et je laisse de côté à dessein les modifications que comporte la section lombaire quand il s'agit de la néphrectomie pour rein malade ou de la néphrectomie dans la lithiase rénale.

Mais même quand le rein déplacé est sain, il peut arriver que vous deviez employer la voie abdominale. Sans doute elle est plus compliquée et partant plus grave, par l'aléa, au cours de manœuvres dans la cavité péritonéale, d'une infection possible, quoique peu probable. Cependant cette voie abdominale a ses indications que le chirurgien Second a très bien résumées dans une communication faite au Congrès de chirurgie (1886) et qui peut amener l'opérateur à pratiquer alors l'extirpation de l'organe. Je vous ai cité un cas qui m'est personnel, où j'avais de propos délibéré choisi la laparotomie et sans vouloir appliquer l'adage *ab uno disce omnes*, sans vouloir conclure du particulier au général, je crois que la première indication de la méthode abdominale est la complication des phénomènes d'étranglement.

Pour faire cesser ces crises, dues à la constriction du rein, il me semble qu'on peut agir plus sûrement par la voie abdominale; mieux se rendre compte des causes produisant les accidents douloureux et attaquer l'organe avec plus de précision, le péritoine ouvert, qu'au fond de la plaie lombaire, où il faut toujours faire refouler le rein par compression de l'abdomen; or il est possible que ce refoulement soit insuffisant, c'est-à-dire que le rein ne puisse pas être amené sous le doigt de l'opérateur, il faut alors que celui-ci introduise la main dans l'abdomen par l'ouverture lombaire et il peut aller déchirer le péritoine d'arrière en avant, ce qui est toujours très grave, surtout quand on ne s'en rend pas compte. Il peut même déchirer l'intestin et l'on a vu quelquefois des matières fécales sortir de la plaie. Je suis donc conduit à poser les conclusions suivantes :

Quand le rein mobile peut être amené dans sa place normale par refoulement médiat, il faut choisir la voie lombaire. C'est le cas qui s'est produit à notre observation. Quand le rein déplacé donne lieu à des accidents d'étranglement; quand il est fixé dans sa situation anormale par des adhérences ; quand il est très superficiel du côté de la paroi abdominale ou quand, quoique très mobile avec un long pédicule, il ne peut être refoulé dans sa loge, il faut choisir la voie abdominale avec ou sans néphrectomie.

Je me réserve de vous parler de la technique transpéritonéale quand nous aurons un cas à observer.

Et maintenant, qu'adviendra-t-il de notre malade ? L'avenir nous le dira, mais il faut bien se rappeler que des accidents douloureux qui avaient persisté après l'opération dans bien des cas ont disparu quelques jours ou quelques semaines après.

Bien que cette opération de néphropexie, on disait d'abord néphrorrhaphie, n'ait pas une histoire bien ancienne, on en sait assez, les chirurgiens l'ont pratiquée assez souvent pour qu'on puisse juger sa valeur.

C'est en effet Hahn qui pratiqua la première en 1881. Auparavant on n'avait que la ressource de la néphrectomie proposée et pratiquée la première fois par Martin en 1878, pour combattre les accidents graves de rein mobile et l'on avait le droit d'hésiter, car la néphrectomie est sans contredit d'un pronostic plus sombre que la fixation du rein. Mais celle-ci ne tarda pas à entrer dans le domaine des opérations courantes grâce à son innocuité.

Kocher a opéré 19 malades dont un homme. Aucun décès ; des 18 femmes : 14 ont été revues longtemps après, chez 13 le résultat obtenu était parfait.

Albarran donne une statistique (1896) de 23 néphropexies, aucun décès.

En 1898, Otto Engströn, sur 10 néphropexies une seule récidive. Tuffier, Le Dentu, Picqué, j'en passe et de nombreux, ont donné les résultats d'une pratique déjà assez importante où ils ont eu l'occasion d'opérer de nombreux malades. Mais tous ces chirurgiens sont d'accord pour n'opérer que quand les troubles empêchent les malades de travailler, surtout dans cette classe où le seul capital est le travail. C'est pourquoi nous les avons imités.

TREIZIÈME LEÇON

NÉPHROPEXIE ET GROSSESSE

Messieurs,

Il va sortir tout à l'heure en bonne santé, avec son enfant bien portant, une femme qui a accouché dans le service, il y a une quinzaine de jours, arrivée le 2 juin 1904, dans les conditions les plus normales. En effet, voici son observation : IIpare, 33 ans, 1er enfant, venu par le sommet à terme, sans application de forceps, quoique gros, qui a aujourd'hui 10 ans. Nous la croyons à terme quand elle entre dans le service, quoiqu'elle ne se rappelle pas l'époque de ses dernières règles. L'utérus a une hauteur de 30 centimètres au-dessus du pubis, son fond est dévié à droite normalement. Le ventre est moyennement développé, les parois internes sont souples, le fœtus se présente en OIGA, les battements du cœur s'entendent à gauche et au-dessous de l'ombilic.

Le 2 juin, à 1 heure du matin, le travail est déclaré, on constate une dilatation qui commence et qui a la dimension d'une pièce de 1 franc. Les contractions sont bien suivies. La dilatation marche régulièrement et à 8 h. 30 du matin elle est complète. A ce moment la poche des eaux qui bombe à chaque contraction se rompt brusquement et spontanément. La rupture est, comme vous le voyez, tempestive. La femme pousse et expulse une demi-heure après, un enfant du sexe masculin, bien vivant, pesant 2.700 gr.

et présentant deux tours de circulaire autour du pied gauche. La délivrance se fait 10 minutes après naturellement. Le placenta qui est inséré normalement pèse 520 grammes. La température est toujours restée à 36°8. Les suites de couches se passent sans le moindre incident. Nous avons omis de dire que le liquide amniotique était clair et peu abondant.

Messieurs, vous allez vous demander pourquoi, puisque cet accouchement s'est passé aussi normalement, j'en ai donné tous les détails ? Voici pourquoi ? Si vous examinez cette femme, vous ne trouvez rien d'anormal sur son abdomen, mais si vous la faites retourner sur le ventre, vous trouvez du côté droit, entre les dernières fausses côtes et la crête iliaque, une longue cicatrice, juste en dehors du muscle carré des lombes. Et si vous l'interrogez au sujet de cette cicatrice, elle vous répondra qu'elle a subi une opération. Or, il y a juste un an, c'était le 12 juin 1903, je l'ai en effet opérée et pratiquais sur elle une néphoprexie. En un mot, c'est la même femme qui a fait le sujet des deux leçons que je vous fis l'an passé sur la néphropexie, ses indications, sa technique.

Et si j'ai pris aujourd'hui pour texte de cet entretien cette même femme, c'est que je voulais vous montrer non seulement que l'intervention avait donné un bon résultat immédiat, mais encore un résultat définitif ; c'est-à-dire que le rein fixé dans sa loge y est bien resté, même pendant la grossesse de cette femme qui a débuté peu après sa sortie de l'hôpital.

Sans doute le fœtus n'était pas très gros, sans doute le ventre n'était pas très développé, mais enfin il reste prouvé que la néphropexie peut ne pas être compromise par les gestations. Quand je vous ai parlé de l'hystéropexie, je me suis étendu sur l'influence que pouvait avoir la fixation de l'utérus sur la grossesse, ici c'est l'influence de la grossesse sur la fixation du rein qu'il fallait étudier. Vous voyez qu'elle a été nulle, et nous n'avons qu'à nous féliciter d'avoir pratiqué cette opération qui a été des plus heureuses pour notre malade.

QUATORZIÈME LEÇON

LAPAROTOMIE ET GROSSESSE

MESSIEURS,

Vous avez vu, au n° 8 de la salle Sakakini, une femme de 20 ans, bien portante aujourd'hui, et qui va sortir. Je veux avant qu'elle nous quitte, vous rappeler les traits principaux de son histoire pathologique.

Vous vous souvenez qu'elle a été l'objet d'une double intervention à quelques jours d'intervalle et vous n'avez pas oublié que, le 21 décembre 1903, je pratiquais sur elle, grosse de 7 mois, une laparotomie, puis, le 7 janvier 1904, nous provoquions l'accouchement prématurément !

Pourquoi ces deux interventions ? Il s'agit de les justifier en vous en donnant les motifs, c'est-à-dire en vous exposant les indications, qui nous ont décidé à opérer cette femme.

Voici d'abord son observation :

C... G., domestique, entre à la clinique, le 15 décembre 1903, grosse de 7 mois environ. Les dernières règles eurent lieu du 12 au 16 mai. C'est une primipare qui n'a pas d'antécédents héréditaires pathologiques. Elle a été réglée à 13 ans, a eu la rougeole à 6 ans, la variole à 8 et une fièvre typhoïde à 10. Elle est d'un tempérament nerveux, avec quelques symptômes d'hystérie (anesthésie de la conjonctive, anesthésie laryngée, zone hystérogène au creux épigastrique) ; c'est d'ailleurs une *minus habens* !

La grossesse s'est toujours bien passée, jusqu'il y a un mois. Elle ressentit alors des malaises, des douleurs vagues qui s'accentuèrent la veille de son entrée ici et semblèrent se localiser dans la cuisse et la fosse iliaque droites. Elle nous arrive sous la rubrique de grossesse de 7 mois, sciatique. La vérité est qu'elle souffrait horriblement dans ces régions et le moindre mouvement lui arrachait des cris de douleur. Mais cette douleur très vive est limitée aux dernières vertèbres lombaires et s'arrête au-dessus du pli fessier. Elle ne répond ni à la sortie, ni au trajet du nerf sciatique et se porte plutôt vers la hanche et le pli de l'aine. La malade est d'ailleurs très craintive et difficile à examiner.

Cependant, malgré un ballonnement considérable de l'abdomen, un météorisme de la région épigastrique, des hypochondres et des flancs, on arrive, quoique le palper soit difficile, à diagnostiquer un siège.

L'utérus a plus de 30 centimètres, incliné à droite. La tête est cachée dans l'hypochondre droit, le foyer d'auscultation est à droite et au-dessus de l'ombilic.

Le pouls a plus de 100 pulsations, la température 37°5, mais la langue est saburrale, la constipation opiniâtre.

Sous l'influence d'un purgatif énergique qui amène une évacuation, le ventre diminue de volume et, le lendemain, nous pouvons établir d'une façon ferme le diagnostic obstétrical ; car nous sentons nettement le ballottement céphalique, le sillon du cou et le dos qui regarde en arrière et à droite. Au-dessus du détroit supérieur nous avons plus de peine à bien saisir le siège, parce que l'hypogastre et la fosse iliaque droite sont toujours sensibles.

Le 20 décembre, le météorisme a reparu, depuis vingt-quatre heures, et est plus considérable, le ventre de nouveau très douloureux. Il n'y a plus eu de selles depuis l'avant-veille, la femme a le hoquet ; température : 38°4 ; pouls : 110.

Le 21, le hoquet est plus fréquent et le facies grippé, le tympanisme généralisé ; il n'y a eu ni selle, ni gaz, malgré un abondant lavement purgatif ; pour calmer le hoquet : glace, champagne frappé, deux pilules : opium et belladone ; température : 38°2 ; pouls : 120, petit.

C'est en face de ces symptômes graves que nous nous décidons à pratiquer la laparotomie, supposant que nous avons affaire à quelque tumeur ovarienne ou tubaire dont le pédicule a été tordu, ou bien à quelque appendicite, à quelque obstruction intestinale, par compression ou torsion. Nous ne nous expliquons pas plus longuement, pour le moment, sur ce point, que nous reprendrons après avoir continué l'histoire de la malade.

Toujours est-il que, le lendemain, l'état général s'est amélioré, les douleurs ont disparu ainsi que le ballonnement et après une nuit agitée où la température est encore montée à 38°5, celle-ci est revenue à la normale jusqu'au 3 janvier.

Ce jour-là, bien que le thermomètre marque 37° le matin, et 37°5 le soir, la douleur de la cuisse qui s'était de nouveau montrée le 1er janvier, mais atténuée, reparaît assez vive ; le pouls monte à 110 et le tympanisme se montre de nouveau.

Le 4 et le 5, température : 38°8, même état : pâleur de la face, pouls faible et rapide, teinte subictérique ; pas de vomissements, pas d'albumine. La plaie est cicatrisée.

Devant cet état grave, le fœtus toujours vivant, nous résolûmes de provoquer l'accouchement. Ce qui a été fait, par la méthode de Krause et avec le plus grand succès, par M. Giraud, l'interne du service. Le travail a duré, en tout, 18 heures.

Le fœtus sortit par le siège, les douleurs ne nous avaient pas permis de rectifier la présentation, par manœuvres externes. Il pesait 1.850 grammes, le placenta 370 ; le bipariétal mesurait 7 c. 1/2, la circonférence du siège complet 30 c. 1/2 ; une légère hémorrhagie nécessite la délivrance artificielle et une injection utérine chaude, après quoi tout rentre dans l'ordre.

Le lendemain, la température baisse, la douleur de la cuisse est très atténuée, le pouls est bon, bien frappé, l'intestin fonctionne.

Bref, l'accouchée va de mieux en mieux, avec toutefois un peu de persistance de la douleur jusqu'au 4 février.

Demain, elle sortira avec son enfant qu'on avait fait passer au biberon et qui a été soutenu par le gavage, les lavements de sérum et la température constante de la couveuse. Aujourd'hui, il tette une nourrice.

Messieurs, il est trois points de cette observation que je devais vous rapporter dans son intégrité sur lesquels je vais attirer votre attention :

1° La justification de l'intervention chirurgicale :

2° La justification de l'intervention obstétricale ;

3° L'explication de la persistance de la douleur coxo-fémorale.

Le premier point est de beaucoup le plus intéressant, puisqu'il touche à cette grande question des interventions chirurgicales pendant la grossesse, compatibles avec la grossesse et l'on pourrait dire commandées par la grossesse.

Il n'y a pas bien longtemps que l'on se demandait si l'on devait intervenir dans des cas chirurgicaux chez les femmes grosses? Et l'on n'aurait pas surtout songé à des interventions ayant pour voisinage et, à plus forte raison, pour siège la zone génitale. D'abord avant l'époque où l'antisepsie a permis d'opérer en toute sécurité, ayant éliminé ce grand et dangereux aléa de la septicémie ou de l'infection purulente ou même de ce qu'on appelait la fièvre traumatique, toute manifestation abdominale ou pelvienne était mise sur le compte d'une péritonite ! péritonite qu'on appelait essentielle et qui vous liait les mains jusqu'à la délivrance et même après, quelle que fût l'explication qu'on en donnât. Il n'en est plus heureusement ainsi aujourd'hui, et, soit qu'on ait profité des erreurs de diagnostic n'ayant pas été préjudiciables à la femme grosse, soit qu'on se soit rendu un compte plus exact des conditions dans lesquelles se produisent les accidents de la grossesse et leur retentissement sur l'organisme de la mère et sur celui du fœtus, on a le droit, et même le devoir, en face des succès obtenus par les interventions chirurgicales qui ont non seulement fait cesser ces accidents, mais encore on permis à la grossesse, loin d'être interrompue, de se continuer jusqu'à terme, d'être à la fois plus hardi et plus sûrement utile par l'intervention que par l'expectation.

En regardant de très près les observations qui ont été publiées sur l'intervention abdominale, on se persuade que les péritonites essentielles de l'état gravide sont extrêmement rares pour ne pas dire qu'elles n'existent pas ; et, les discussions qui ont eu lieu, ces trois dernières années, à la Société d'Obstétrique, de Gynécologie et de Pædiatrie de Paris, prouvent bien que dans tous les cas où des accidents péritonéaux se sont montrés, on avait affaire soit à la torsion des annexes saines ou malades, soit encore à de l'obstruction intestinale, voire même à de la cholécystite.

On a versé, au débat de ces discussions, des observations extrêmement intéressantes que je vous engage à lire et sur lesquelles je vous exhorte à méditer. Vous y verrez comment le professeur Pinard a été conduit à poser ce principe, depuis déja assez longtemps, que « chez toute femme enceinte, il n'y a pas de péritonite essentielle ; que, quand des symptômes péritoniques se montrent avec évidence, un seul traitement s'impose, aussi urgent que nécessaire, le traitement chirurgical ».

C'est conséquemment à ces principes que nous avons opéré, l'an passé, un kyste de l'ovaire chez une femme enceinte de quatre mois, pour phénomènes péritonitiques provenant de la torsion du pédicule de la tumeur. La grossesse continua jusqu'à terme et se dénoua par la naissance d'un enfant vivant. L'observation figure tout au long dans la thèse de notre ancien élève, M.Troin.

C'est pour la même raison que nous avions diagnostiqué une torsion du pédicule, peut-être d'un kyste ovarien, méconnu, ou d'une trompe, chez notre malade, et une compression par l'utérus des nerfs génito-crural et fémoro-cutané qui rendait compte de la douleur de la cuisse.

Que le diagnostic n'ait pas été suffisamment précis, dans le cas actuel, je vous le concède, mais l'intervention était tout de même commandée par l'état de la malade et l'amélioration qui s'en est suivie le prouve surabondamment.

Certainement nous n'avons pas pu montrer cette torsion dont nous parlions, nous n'avons pas trouvé non plus de tumeur annexielle, mais je me demande avec quelque raison, si après avoir exploré le côté gauche que nous avions sous les yeux, je n'ai pas, après avoir plongé la main vers le cæcum et l'avoir retirée en déplissant l'annexe droite, je n'ai pas, comme M. Jourdain pour sa prose, détordu, sans le savoir, la trompe. Ceux qui ont assisté à l'opération se rappellent qu'avec beaucoup de peine j'ai amené celle-ci au niveau de l'ouverture du ventre et que je l'ai ensuite remise à sa place ordinaire. J'ai également exploré l'appendice qui était sain et pour tout dire on pouvait hésiter, vu la localisation de la douleur, entre une appendicite et une torsion annexielle.

J'ai déjà eu plusieurs fois l'occasion de vous signaler que le point de Mac Burney n'était pas pathognomonique de l'appendicite. Il existait ici et l'intestin parésié fonctionnait mal, double raison pour penser à une appendicite.

Le diagnostic de cette complication de la grossesse est difficile, et on peut la confondre, non seulement avec une annexite, mais encore avec de la cholécystite, difficulté d'autant plus grande que le ballonnement, le météorisme et l'utérus gravide volumineux ne permettent pas toujours d'assigner aux manifestations douloureuses la place correspondante à l'organe malade. Ici, malgré une teinte subictérique, nous n'avons rien trouvé dans la vésicule biliaire qui, du reste, est souvent le siège de calculs.

De même, la parésie intestinale qui se montre toujours à un haut degré peut en imposer pour une obstruction vraie. Il ne faudrait pas attendre que la malade vomît des matières fécaloïdes pour établir la distinction.

Mais si le diagnostic peut être douteux quant à la nature de la lésion, le traitement chirurgical est toujours le même et la temporisation pourrait être fâcheuse, dangereuse, presque criminelle, en face de deux existences que vous pouvez sauver par l'intervention.

Retenez donc bien qu'en présence de tels symptômes, de telles complications pendant la grossesse, il faut agir par vous-même ou appeler à votre secours un chirurgien expérimenté et insister auprès de lui pour peu qu'il hésite à laparotomiser. L'avenir et le succès vous donneront raison. Et si, plus heureux que sages, vous avez pu en temporisant arriver jusqu'à l'accouchement, méfiez-vous et sachez aussi qu'il y a quelquefois, après l'évacuation de l'utérus, une *accalmie traîtresse*, mais que votre malade peut être reprise des accidents que vous n'aviez pas voulu conjurer par l'intervention chirurgicale.

J'aurai peut-être dans quelques jours à vous parler des complications des suites de couches, autres que les accidents dus à l'infection puerpérale, mais sachez pour le moment que ces accidents douloureux et limités à certaines régions diffèrent essentiellement de l'infection utérine et ont une tout autre signification et surtout d'autres indications thérapeutiques.

Voyons maintenant ce qui a justifié notre intervention obstétricale : la provocation de l'accouchement au terme de 7 mois et demi.

Vous savez combien le professeur Pinard, l'apôtre de la puériculture, a de respect pour la vie de l'enfant, même avant sa naissance. Vous savez tous qu'il a banni — et il a été suivi par ses élèves et écouté par les accoucheurs de tous les pays, à quelques exceptions près — le sacrifice de l'enfant de propos délibéré dans les angusties pelviennes.

Eh bien ! vous comprendrez mieux, sachant cela, quelle est l'importance de ses conseils, lorsqu'il recommande d'enrayer la grossesse toutes les fois que la vie de la mère est menacée du fait même de cette grossesse et des complications qui viennent compromettre l'avenir. Le fœtus dont on voudrait préserver l'existence est déjà menacé et vous la respecteriez en vain par des atermoiements qui n'ajouteraient qu'un malheur de plus à la perte de l'enfant : celle de la mère.

En d'autres termes, quand une femme enceinte est en proie à une maladie qui aura, par son évolution naturelle, son retentissement nocif sur l'organisme du fœtus, comme il est voué fatalement à la mort, il faut provoquer l'accouchement prématuré pour le sauver s'il en est temps encore, mais même, en vue de sauver la mère, provoquer quelquefois l'avortement pour faire cesser les accidents, mortels à brève échéance, si l'on n'interrompt pas la grossesse, c'est-à-dire si l'on ne soustrait pas la femme à la cause de son mal.

C'est en vertu de ces principes, que nous adoptons sans restriction, que nous avons délivré notre malade et que nous avons eu le très grande satisfaction de préserver deux vies en même temps. L'état grave dans lequel était notre opérée, le 17e jour, après la laparatomie, nous faisait un devoir, les battements du cœur fœtal ne nous laissant aucun doute sur la vitalité du fœtus, d'interrompre la grossesse au grand bénéfice des deux êtres que tout accoucheur, pénétré de ses devoirs, a mission de sauver. Quand c'est le devoir qui vous la dicte, si lourde soit-elle, il faut savoir prendre une responsabilité.

Expliquons maintenant la persistance de la douleur, après la cessation de la grossesse :

Nous avons dit, au début de l'observation, que cette femme était hystérique, qu'elle avait quelques stigmates non douteux d'hystérie ; notre collègue Bidon, qui s'occupe avec la plus grande compétence des affections nerveuses, a pensé que notre malade avait une topalgie ! c'est-à-dire une douleur nerveuse localisée en un certain endroit, sans qu'elle ait plus de raison d'être que l'hyperesthésie ou l'analgésie cutanée de certaines régions, chez les hystériques.

Il y a plus, si l'on voulait donner quand même une explication matérielle de cette localisation douloureuse, il faudrait se souvenir que le plexus lombaire fournit deux branches qui perforent le psoas, dont l'une, l'externe, appelée fémoro-cutanée, va se distribuer à la région où l'on constate le maximum d'intensité de la douleur. Il ne serait pas téméraire d'avancer que chez une femme enceinte, outre la compression, cette branche nerveuse a pu être le siège d'une névrite plus ou moins infectieuse, ce qui rendrait parfaitement compte de la persistance de la douleur durant les suites de couches, douleur disparue aujourd'hui.

Quoi qu'il en soit, j'insiste pour que vous reteniez l'histoire des particularités, ayant provoqué de ma part les considérations qui précèdent ; elles sont de nature à vous guider dans votre profession.

QUINZIÈME LEÇON

KYSTE ET GROSSESSE

Messieurs,

A mesure que l'on connaît mieux le processus des accidents pathologiques de la grossesse, les interventions chirurgicales deviennent de plus en plus fréquentes chez la femme à l'état gravide. Est-il besoin de dire qu'elles ne sont acceptables que quand elles sont légitimées par la nature des complications ou par leur gravité.

Ce préambule vous fera comprendre que la femme dont je vais vous parler, grosse dans le 6ᵉ mois et que je viens d'opérer le 10 février, était dans un de ces cas qui commandait une intervention. En effet, vous l'avez examinée plusieurs fois et vous avez pu vous convaincre qu'elle avait quelque chose d'anormal dans sa grossesse. C'est une primipare de 38 ans, ayant eu des rhumatismes qui ont amené la raideur, presque l'ankylose de certaines articulations et en particulier des articulations coxo-fémorales, si bien que cette femme ne peut écarter les cuisses.

Comment est-elle devenue enceinte ? car elle l'est réellement, nous avons entendu les bruits du cœur fœtal. Probablement *more canum* ; bref, ses règles ont manqué pour la première fois du 10 au 15 août et depuis elle a vu son ventre grossir beaucoup plus rapidement que cela ne se passe dans les grossesses normales !

Après s'être assuré par la vue de la forme de l'abdomen qui présente une sorte de bifidité transversale en ce sens qu'au niveau de la région sus-ombilicale, à deux travers de doigt de l'ombilic, il y a un relief, nettement marqué, si l'on pratique le palper, on peut se convaincre : 1° qu'il existe une fluctuation très manifeste, rappelant celle de l'hydramnios ou de l'ascite ; 2° que cette fluctuation n'existe pas dans la région inférieure où nous trouvons une tumeur semblable à l'utérus gravide et laissant percevoir en haut et à droite, vers le fond de la matrice, un ballottement céphalique.

La percussion donne une matité sur toute la surface du ventre du pubis à l'épigastre, seule la région latérale gauche de l'abdomen présente de la sonorité, elle correspond au paquet intestinal.

A l'auscultation : à droite, en haut et en arrière, on perçoit les bruits du cœur d'un fœtus vivant, on compte 140 pulsations à la minute.

Au toucher, col ramolli, pas de partie engagée.

Ajoutons que le ventre mesure 99 centimètres au niveau de l'ombilic et que la tension artérielle est au-dessous de 11.

De pareils signes ne laissent aucun doute sur le diagnostic : kyste de l'ovaire compliquant la grossesse. En effet, si à la forme et au volume du ventre on avait pu penser, à première vue, à une grossesse gémellaire ; un des fœtus, le plus élevé, placé en travers au-dessus de son jumeau, affectant ensemble la forme d'un T ; en examinant la femme de plus près et aux signes que je viens d'indiquer, on ne pouvait conserver cette illusion plus longtemps. La fluctuation supérieure cessant au niveau d'une ligne transversale effleurant le fond de l'utérus qu'on délimitait très bien, ne peut laisser aucun doute dans notre esprit.

La question était donc celle-ci : chez une femme grosse de 6 mois, atteinte d'un kyste de l'ovaire, que faut-il faire ? attendre l'accouchement ou intervenir avant la fin de la grossesse ? autrement dit y a-t-il danger à attendre, y a-t-il avantage à opérer ?

Messieurs, cette question des tumeurs, compliquant la grossesse et justiciables de la laparatomie, est extrêmement intéressante et a quelque chose qui vous paraîtra paradoxal tout d'abord, quand je vous aurai formulé la règle générale suivante, posée par Pinard : tout kyste de l'ovaire diagnostiqué doit être opéré chez la femme enceinte ; on doit respecter les fibromes de l'utérus.

Comment a-t-on été amené à poser celte indication ?

Il semblerait tout d'abord que les fibromes — et dans ce terme j'englobe toutes les tumeurs analogues — faisant en quelque sorte partie de l'organe de la gestation, devraient participer à ses changements de volume, de forme et de constitution histologique ; qu'ils devraient à raison de leur siège dans la paroi utérine ou leur connexion avec elle, subir un accroissement par hypernutrition, un coup de fouet capable d'en hâter l'évolution et partant de gêner le développement de l'utérus, l'expansion de l'organe, d'où interruption possible de la gestation, obstacle à la sortie du fœtus au moment de la parturition. Eh bien ! s'il est vrai que certains fibromes peuvent gêner l'engagement du fœtus par leur enclavement dans l'excavation, il est plus vrai encore qu'ils sont compatibles avec l'évolution normale de la grossesse. Que de fois ne s'aperçoit-on pas qu'une femme est atteinte de fibrome utérin, seulement au moment du travail et même après l'accouchement ? que de fois n'ai-je pas entendu mes élèves dire : cette femme a un drôle d'utérus, et le travail cependant marchait régulièrement. Seule l'accommodation peut être troublée et donner lieu à des présentations en rapport avec la forme modifiée de la cavité utérine par des tumeurs pariétales. Je dis ! des car il n'est pas rare de trouver la matrice, farcie de noyaux fibromateux, comme chez la femme qui est couchée là haut à la salle d'isolement. Chez elle on n'a pu avoir une sensation nette de ces néoplasmes qu'après la délivrance ; d'autrefois, au contraire, il existe une tumeur unique, en général assez volumineuse et remontant dans l'abdomen avec l'utérus.

Nous ne parlerons pas aujourd'hui des fibromes en rapport avec la grossesse, question très bien traitée dans de nombreux travaux parmi lesquels vous me permettrez de citer la thèse de notre ancien chef de clinique, le Dr Pujol ; mais nous pouvons dire en passant que depuis 30 ans que cette question est à l'étude, presque tous les accoucheurs, et même les chirurgiens, ont été d'avis de surseoir à l'intervention jusqu'après l'état puerpéral, à moins bien entendu que l'on ait la main forcée par quelque grave complication.

Quel est donc le danger qui nous fera tenir une conduite tout à fait opposée en présence des kystes de l'ovaire ? Quelle est la considération qui a permis à Pinard d'être aussi absolu dans la formule que nous avons rapportée plus haut ?

Le danger, c'est que les kystes de l'ovaire sont presque tous pédiculés ! Le pédicule, quelquefois assez grêle et assez long, ce qui au point de vue chirurgical est une bonne chose, en permettant une mobilité très grande, en permettant une certaine indépendance de ne pas suivre l'utérus dans son ascension abdominale est souvent le siège d'une torsion qui produit de véritables accidents d'étranglement, jusques et y compris la gangrène. Cette torsion portant sur le pédicule lui-même, soit aussi sur son point d'implantation, sur les annexes, peut donner lieu à ces symptômes que l'on mettait autrefois sur le compte des péritonites essentielles gravidiques.

Oui ! c'est la peur d'accidents péritoniques qui nous a armé contre ce kyste et vous avez vu combien l'opération a été simple ? d'abord, ainsi que nous l'avions prévu, à cause de la fluctuation si nette et si générale de la tumeur ; à cause de la situation du kyste étalé sur le fond de l'utérus, c'était un kyste paraovarien, un kyste du ligament large, ce diagnostic a été confirmé par la nature du liquide, évacué pendant l'opération, il y en avait 5 litres et demi, et vérifié sur la poche extraite, au niveau de la section du pédicule qui montrait les deux feuillets du ligament large.

La tumeur siégeant à deux travers de doigt au-dessus de l'ombilic, occupant tout l'épigastre, a été découverte par une incision à la fois sus et sous-ombilicale. Le kyste se voit immédiatement et sa poche grisâtre tranche sur le rouge lie de vin de l'utérus gravide. Celui-ci est immédiatement protégé par des gazes, tièdes et sèches, et après en avoir glissé de grandes entre les deux tumeurs pour protéger la cavité péritonéale, nous ponctionnâmes le kyste. Il en sortit un liquide clair, incolore, un peu gommeux au doigt. Quand il est à peu près vide, nous tirons la poche, comme la queue d'un cerf-volant, et nous plaçons une ligature sur le pédicule, après nous être assuré qu'elle n'est pas trop près de l'utérus sur le ligament large, l'ovaire et la trompe gauche restant en dehors.

Je vous ai fait remarquer que la face antérieure de l'utérus était en contact immédiat avec la paroi abdominale. Il n'y avait rien d'interposé entre la face postérieure de cette paroi et cet organe, pas même de l'épiploon qui était refoulé en haut. N'oubliez pas que c'est la règle et souvenez-vous en surtout quand vous aurez des opérations à pratiquer sur ou dans l'abdomen des femmes enceintes. Si vous n'y prenez garde, vous pourrez blesser le globe utérin et c'est d'une grande importance pour la continuation de la grossesse, non seulement de ne pas blesser l'organe de la gestation, mais même de ne pas le malaxer, de ne pas trop le toucher.

Je vous ferai encore une recommandation : c'est de vous assurer que votre ligature du pédicule est bien faite et que l'hémostase est bien réelle. Si vous ne prenez pas vos précautions et si vous ne mettez pas une ligature, arrêtée par la transfixion du pédicule, vous risquez d'avoir une hémorrhagie après l'opération, par le glissement des artères sous le fil. Ne coupez pas non plus le pédicule trop près de la ligature car il peut glisser aussi. Vous avez vu comment nous avons procédé et combien en somme a été simple cette opération !

La grossesse se continue et il n'y a plus aujourd'hui de raisons pour que l'utérus se révolte et entre en contraction. Ce résultat a été obtenu par l'administration systématique, ainsi que l'a préconisé Pinard, de la morphine à la dose d'un centigramme par jour, en injection hypodermique. Il faut continuer ce traitement pendant quelques jours.

Après la fermeture du ventre, nous vous avons fait constater que la tète était au fond de l'utérus, presque sous l'épigastre, alors que le ballottement céphalique se percevait dans l hypochondre droit, dans sa partie inférieure. Notons enfin que le lendemain de l'opération, la tension artérielle était remontée à 13.

Messieurs, je ne veux pas conclure du particulier au général ; mais ce cas vient à l'appui de l'innocuité de l'intervention pendant la grossesse dans les kystes de l'ovaire qui la compliquent et de cette conduite qu'il vaut mieux opérer un kyste sitôt diagnostiqué que d'attendre les accidents (1).

(1) Cette femme a accouché à terme d'un enfant pesant 3. 720 gr., tout s'est bien passé. Elle est sortie allaitant son bébé qui avait gagné 400 grammes. La cicatrice abdominale a bien tenu.

SEIZIÈME LEÇON

KYSTE DE L'OVAIRE

Messieurs,

Quand vous vous trouvez en face d'une tuméfaction abdominale, il faut toujours vous demander : 1° si vous n'êtes pas en présence d'une grossesse désirée, méconnue ou redoutée par la femme que vous examinez ; 2° si vous n'avez pas affaire à une ascite, due à une des causes multiples qui peuvent amener un épanchement de sérosité dans la cavité péritonéale ?

Ce n'est qu'après avoir élucidé ces deux points importants de la clinique abdominale, passez-moi le mot, quand vous les aurez éliminés que vous songerez à diagnostiquer la tumeur qui produit le développement du ventre. Laissez-moi vous le dire, tout de suite, pour que vous ne soyez pas découragé par une erreur de diagnostic ; il n'est pas d'affection chirurgicale qui prête le plus à la méprise que les tumeurs abdominales ; soit que l'on méconnaisse leur existence, soit qu'on méconnaisse leur siège, c'est-à-dire l'organe qui en est atteint, soit enfin qu'on veuille se prononcer sur leur nature !

J'ai choisi le cas de cette jeune femme de 20 ans, nullipare, que nous venons d'examiner ensemble, avant l'intervention, pour appliquer ces principes d'analyse clinique dont vous apprécierez, j'en suis sûr, le caractère pratique.

Chez cette femme aux cheveux roux, à la peau blanche, à la charpente peu rembourrée, qui sans être positivement tuberculeuse, n'a pas cependant une brillante poitrine — la respiration en effet est assez obscure au sommet gauche — vous avez constaté un développement anormal du ventre, non pas étalé comme celui des batraciens, mais plutôt globuleux. La cicatrice ombilicale est déplissée, mais non saillante, caractère qui nous fait déjà penser à éliminer l'ascite, mais qu'un signe plus important va nous faire rejeter complètement, je veux parler du signe d'Aran. Ce signe, c'est la matité dans les régions antérieures de l'abdomen, la femme étant couchée sur le dos, matité qui persiste dans les points où vous l'avez constatée, quelle que soit la position que prend la femme. Vous savez en effet que, dans l'ascite au contraire, il y a sonorité dans ces mêmes régions et toujours de la matité dans les portions déclives. La sonorité gagne la partie superposée aux plans sous-jacents qui sont toujours mats.

Il existe cependant une exception à cette règle générale, c'est dans le cas d'une péritonite exsudative enkystée ! mais alors nous avons de la sonorité dans les deux flancs, ce qui peut exister à la rigueur dans les kystes de l'ovaire, quoique plus souvent d'un seul côté, et nous avons des commémoratifs d'inflammation et de douleurs péritonéales.

Ici, rien dans les antécédents : le ventre a grossi en deux mois, sans provoquer jamais aucune douleur ; la malade, malgré sa maigreur, et cet amaigrissement peut s'expliquer par une exhalation rapide du liquide renfermé dans la tumeur qui a spolié la nutrition de quantités considérables de substances azotées, la malade, disons-nous, paraît avoir conservé une santé parfaite. Elle a même conservé intacte la fonction menstruelle et les règles qui n'ont jamais varié, ni comme apparition, ni comme durée, ni comme quantité, nous font aussi éliminer à première vue la possibilité d'une grossesse.

Vous savez, d'une part, l'importance que nous attachons à la suppression constante des règles durant la gestation et, d'autre part, vous devez savoir que l'écoulement sanguin menstruel ne manque que rarement, pour ne pas dire jamais, dans les kystes de l'ovaire.

Gallard, dont la statistique porte sur 169 cas, a bien étudié cette question. Il y a, du reste, deux raisons qui militent en faveur de la persistance des règles : la première, c'est qu'il est rare que les deux organes soient atteints en même temps de dégénérescence kystique ; la seconde, c'est que souvent l'ovaire lui-même est indemne et n'est influencé que par des phénomènes de voisinage, auxquels d'ailleurs il échappe souvent. Enfin, Messieurs, et il faut toujours en venir là en clinique, en dehors de ces deux raisons, il y a l'observation qui prouve la compatibilité de l'écoulement menstruel avec les kystes ovariens ou para-ovariens, même très volumineux et arrivés à une période avancée qui a pu produire cet état qu'on a appelé : cachexie ovarienne. Bien plus, après la ménopause, des phénomènes congestifs du côté de l'utérus ramènent quelquefois des écoulements sanguins, concomitants avec le développement de tumeurs ovariennes, qu'on aurait pu prendre pour le retour des règles. Le professeur Terrier en a publié un cas en 1884. Et ce n'est pas tout, on a observé, nous avons pu le constater nous-même deux fois, des phénomènes sympathiques, lisez réflexes si vous voulez, du côté des seins qui se sont gonflés, qui ont présenté des modifications de l'aréole, semblables à celles que Mongommerry donnait comme signes certains de la grossesse et le mamelon même peut laisser sourdre du colostrum à la pression. Dans ces derniers cas, nous avons vu, ainsi que l'ont mentionné les auteurs, que l'on observait ce phénomène souvent d'un seul côté.

Nous vous signalons en passant cette particularité ; car la présence du lait dans les seins a été notée comme un signe important dans le diagnostic quelquefois si obscur de la grossesse extra-utérine, à l'exclusion des autres tumeurs du ventre. Il faut encore ajouter qu'on peut l'observer, même chez les vierges, atteintes de kystes ovariens. Rien ne s'oppose donc chez notre malade à ce que nous songions à un kyste de l'ovaire.

Revenant à l'inspection de l'abdomen, nous trouvons des veines superficielles. On a dit qu'elles se montraient surtout à la région sous-ombilicale dans les tumeurs d'origine pelvienne et plutôt à la région sus-ombilicale dans l'ascite. Ici elles cheminent dans les deux zones sus et sous-ombilicales et de chaque côté.

Si nous pratiquons la palpation et la percussion, nous trouvons que la tumeur présumée sur laquelle on peut faire glisser la peau, est rénitente, assez étendue. Elle se limite en haut et à gauche facilement, à droite également, mais avec plus de difficulté ; en bas, il est impossible de pénétrer dans le bassin. Nous pouvons déjà dire que très probablement c'est une tumeur émergeant de cette dernière cavité et s'étant épanouie dans l'abdomen. La matité correspond à cette sensation du palper qui nous a fait apprécier l'égalité et l'uniformité de ce kyste, nous pouvons bien dire kyste puisque nous avons senti la fluctuation dans une tumeur limitée. La matité se retrouve dans les régions sus et sous-ombilicales et aussi dans les fosses iliaques et les flancs, ce qui prouve que la tumeur est très développée. Elle cesse à l'épigastre où l'on trouve de la sonorité et dans les hypochondres, surtout à gauche. A droite, une petite bande seule de sonorité sépare nettement la matité du bord tranchant du foie. Nous pouvons donc éliminer déjà rien que par ce signe objectif, bien constaté, toutes les tumeurs des organes abdominaux, tels que le foie, la rate, le pancréas, les reins et même le mésentère. Au contraire, nous devons penser tout de suite à une grossesse ou à un kyste de l'ovaire. C'est sur ces deux hypothèses que doit porter le diagnostic différentiel.

Quand nous disons grossesse, c'est évidemment à une grossesse pathologique qu'il faudrait songer, c'est-à-dire une hydropisie de l'amnios, car la fluctuation sur laquelle je veux revenir existe et est très manifeste. La sensation de flot se perçoit dans toutes les parties de la tumeur et selon tous ses diamètres. Elle est franche et atteste, pour des mains exercées : et la minceur de la paroi kystique, et la fluidité du contenu, et l'unité de cavité contenant le liquide ; pour tout dire, on a la sensation d'un kyste uniloculaire à contenu très abondant et très peu dense.

J'ajouterai qu'on n'a pas du tout, au contraire, en palpant ce ventre, l'impression d'un utérus gravide, même distendu par une exagération de liquide amniotique. En plus, pas de ballottement, pas de perception de parties fœtales, pas de mouvements actifs, ni passifs, provoqués, pas de contractions sous la main qui palpe. L'auscultation ne donne que des résultats négatifs, au point de vue des bruits du cœur fœtal, et si nous pratiquons le toucher, rien ne nous incite à penser à une grossesse ; l'utérus n'est pas développé, le col ne présente aucune des modifications que l'on constate dans l'état gravide : il est reculé au fond du vagin et effacé par la tension des culs-de-sac. Dans ceux-ci nous ne sentons pas non plus d'organes ou de portions de la tumeur faisant saillie.

Voilà donc les trois méthodes du trépied obstétrical qui corroborent de la façon la plus complète l'idée de l'absence d'une grossesse, déjà acquise par l'étude des signes fonctionnels et de la marche de cette maladie.

Ces constatations nous faisant exclure les tumeurs abdominales autres que celles ayant émergé du bassin et aussi la grossesse, nous pouvons circonscrire le diagnostic à une tumeur ayant pris naissance dans le pelvis, mais nous ne pouvons penser à aucune tumeur solide, y compris les fibromes utérins ou autres dont vous connaissez la consistance.

Ne pourrait-ce pas être une réplétion avec distension énorme de la vessie ? Ne riez pas, Messieurs, vous avez, ici même, une femme couchée au n° 10, qui a présenté cette particularité d'une augmentation extraordinaire de cet organe dont les parois avaient l'épaisseur d'un centimètre et qui remontait jusqu'à l'épigastre. Je vous parlerai d'elle à propos des interventions qu'elle a subies et qui nous ont permis de constater ce phénomène aussi rare que singulier. Actuellement elle est en train de guérir d'une fistule vésico-pubienne.

Mais pour notre malade actuelle, nous l'avons sondée et l'urine qui ne contenait pas d'albumine est sortie limpide et claire, pas très abondante il est vrai, comme c'est la règle dans les kystes ovariens. Du reste elle urine normalement.

Les selles qui sont quotidiennes et normales nous font éloigner toute idée de compression de l'intestin, comme l'absence de tout œdème de la vulve et des membres inférieurs nous rassure sûr le défaut de compression des vaisseaux, sur la convexité lombaire, Cependant je dois dire que la tension artérielle est faible, 9 centimètres, et indique une diminution de l'ondée sanguine vers le cœur. Celui-ci bat pourtant normalement, l'impulsion seule est faible, pas de bruit de souffle. Au moment de l'opération l'émotion en avait précipité les battements.

La mensuration du ventre, au niveau de l'ombilic est de 90 centimètres. Du côté des voies digestives supérieures, rien à noter, pas plus que du côté fonctionnel du foie qui a son volume normal. Si nous voulions résumer d'un mot l'état de notre malade, nous dirions : développement anormal et rapide du ventre, d'un volume assez considérable, chez une femme en apparence de parfaite santé.

Messieurs, après avoir éliminé les organes qui auraient pu fournir ce développement, nous arrivons à nous demander si ce kyste, car, je le répète, la fluctuation, limitée par une poche, ne nous laisse aucune incertitude sur la nature de la tumeur, contenant et contenu, nous nous demandons, dis-je, si ce kyste n'est pas un kyste de l'ovaire ? Toutes les probabilités sont en faveur de ce diagnostic. Les kystes, ainsi que le dit Barnes, sont plus fréquents dans les ovaires que dans tout autre organe. Nous ajouterons : de toutes les tumeurs liquides se développant d'abord dans le bassin, les plus fréquentes sont aussi les kystes de l'ovaire et ce sont celles qui donnent le moins de symptômes apparents, en évoluant, lorsqu'ils élisent domicile dans la grande cavité péritonéale, comme l'utérus dans la grossesse et lorsque, grâce à cette ascension et au défaut d'adhérences, les organes abdominaux échappent à la compression quelque volume qu'acquièrent ces kystes bénins.

J'ai dit adhérences, j'ai dit bénin...

Je veux m'expliquer sur ces deux termes !

Les adhérences sont dues à des inflammations plus ou moins manifestes, mais qui ont provoqué des exsudats et des unions plus ou moins intimes entre la paroi du kyste et les organes en contact. Quand elles se sont produites, il y a eu des phénomènes douloureux qui ont attiré l'attention de la malade et il est rare qu'il n'y ait pas en même temps des phénomènes de compression ou de gêne fonctionnelle. Or quand un kyste, parvenu à un volume tel que celui que nous voyons, n'a produit aucun de ces phénomènes ; de plus, quand la fluctuation est franche, nette, générale, excluant l'idée de segmentation de la poche kystique, je dis qu'il est bénin. J'ajoute qu'il est probablement uniloculaire et d'après les renseignements fort incomplets, et peu précis, il est vrai, que nous donne la malade nous pouvons supposer qu'il a pour siège le côté droit. Vous voyez que nous serrons de plus en plus le diagnostic. Pouvons-nous mieux préciser encore? Je crois qu'il serait téméraire d'aller plus loin ; mais d'après tous les symptômes énumérés et analysés plus haut, si l'on nous avait poussé dans nos derniers retranchements, en exigeant que nous nous prononcions sur la nature du liquide contenu et la variété du kyste, je le dis sans fausse honte, nous nous serions trompé et trompé en bonne compagnie, je veux dire pour ne citer que celui-là, avec le professeur Tillaux qui, dans sa *Clinique de* 1899, a publié un cas semblable au nôtre et qui se serait trompé, lui aussi, s'il n'eût montré une réserve que nous voulons imiter.

Nous aurions dit en effet : kyste para-ovarien, uniloculaire à contenu hyalin.

Je sais bien que le volume des kystes para-ovariens n'est pas habituellement si considérable ; mais n'en avons-nous pas vu deux cas récemment contenant l'un 5 litres de liquide clair et transparent, chez une femme enceinte de six mois, l'autre de 19 litres d'un liquide semblable, chez une vieille femme de 64 ans? Tous deux étaient bien pourtant para-ovariens, ainsi que l'a démontré l'opération.

Si vous ouvrez vos livres classiques, si vous consultez tous les auteurs qui ont écrit sur l'ovariotomie, cette grande conquête chirurgicale de la fin du dernier siècle, vous trouverez caractérisés, par les mêmes phénomènes que nous vous avons montrés chez notre malade, les kystes para-ovariens.

Après Lieutaud, un Marseillais, et Velpeau le grand chirurgien, au milieu du XIXe siècle apparaît dans tous les traités la description de ces kystes para-ovariens que Follin, Broca, Verneuil, Panas, Duplay, Terrillon, etc. en France ; Bird, Boutec, Virchow, Spencer Wells, Baker-Brown, Lawson, Tait, etc. à l'étranger ont mis en lumière.

Quoiqu'indiquant des origines différentes à ces kystes, ce que je ne veux ni examiner, ni critiquer, cela nous mènerait trop loin, tous ces auteurs sont d'accord sur certains signes objectifs que nous avons retrouvés dans notre cas et nous auraient incité à porter un pareil diagnostic.

Exemple : Pozzi qui les résume tous dit : « La fluctuation très facilement perceptible dans toute l'étendue de la tumeur, la marche lente, la conservation presque parfaite de l'état général, malgré le volume de la tumeur, etc., sont des caractères de kystes para-ovariens hyalins », et au chapitre qu'il a consacré à l'anatomie pathologique de ces mêmes kystes : « Le kyste de cette espèce est ordinairement uniloculaire... La poche est remarquablement mince... sa couleur est blanc verdâtre, la trompe est accolée à la surface du kyste, l'ovaire rejeté sur le côté externe, parfois aplati, mais toujours distinct. Le liquide clair comme de l'eau de roche », — puis après il admet une autre sorte de kyste para-ovarien papillaire dont le liquide est filant, visqueux, vert foncé, avec des végétations sur la face interne de la paroi de la poche.

Vous avez dans cette citation, reconnu en même temps que quelques caractères du kyste de notre malade, une sorte de contradiction dans ce dernier paragraphe.

En effet, seule des signes attribués au kyste para-ovarien hyalin, la marche lente n'existait pas ; mais L. Tait, cité par Pozzi lui-même, a opéré une femme d'un kyste de cette espèce, développé en six semaines. Nous pouvions donc passer outre.

Il y avait du liquide visqueux, chez nous, mais ce n'était pas une raison qui plaidât contre l'origine para-ovarienne.

Et si le kyste para-ovarien est ordinairement uniloculaire, bien des kystes, ainsi que le dit Spencer Wells, peuvent être, au point de vue pratique, uniloculaires et présenter en quelques points de la paroi de la cavité mère, plus souvent à la base, un ou plusieurs kystes secondaires dont la présence suffit pour affirmer que la tumeur n'est pas extra-ovarienne, tangente à l'ovaire comme le dit Pozzi, ce qui sera en outre confirmé par l'examen du liquide qui, au lieu d'être limpide, sera la plupart du temps visqueux !

Ne reconnaissez-vous pas le kyste que nous avons enlevé ? Spencer Wells l'aurait pris pour type de sa description qu'il n'en aurait pas fait un portrait plus ressemblant ?

Mais voilà que L. Tait, chirurgien éminent et d'une grande expérience en la matière, écrit (p. 218 de son *Traité des maladies des ovaires*) : « Le diagnostic des kystes para-ovariens est généralement très aisé pour la main qui a de la pratique, car ils donnent une onde de fluctuation uniforme et très rapide dans tous les diamètres de la tumeur. Leur forme est habituellement globulaire, mais ils ne font pas saillie dans le bassin, comme cela est très souvent le cas pour les petits kystes d'une tumeur ovarienne. Ils donnent rarement naissance à des symptômes quelconques et encore moins à des symptômes d'urgence. Ils croissent quelquefois très rapidement... »

Eh bien ! Je vous demande si en lisant ces quelques lignes on n'était pas en droit dans le cas qui nous occupe de diagnostiquer un kyste para-ovarien ?

Pourquoi donc, Messieurs, m'évertué-je à vous montrer ces contradictions d'auteurs et d'auteurs recommandables ? Pour vous prouver, uniquement, que dans l'état actuel de la science il n'est pas encore permis, à moins de le faire au petit bonheur, de poser un diagnostic ferme, précis, établi sur une base certaine et solide, des variétés des kystes de l'ovaire ou si vous voulez de la région ovarienne ; tout au plus pourrait-on, et encore pratiquement, cliniquement, présumer qu'un kyste est uniloculaire quand il a une grande poche, une grande loge, permettant la sensation de flot dont nous avons parlé.

Et si vous demandez pourquoi tant de chirurgiens se sont appliqués à élucider ce point obscur de la pathologie ovarienne, je vais vous le dire :

A l'époque où l'ovariotomie présentait encore des dangers si considérables qu'elle faisait hésiter des chirurgiens de la valeur de Nélaton et de bien d'autres plus hardis, Boinet (de Paris) dont le premier traité des maladies des ovaires remonte à 1867, divisait les kystes en deux espèces principales : les kystes uniloculaires et les kystes multiloculaires, c'était là d'ailleurs une distinction très clinique. Pour ne parler que des premiers il les subdivisait, suivant la nature du contenu (ce qui était facile alors, car c'était le règne, à cette époque, de la ponction exploratrice ou curative), en kystes séreux, albumineux, purulents, hématiques et hydatiques ! Et ce n'est point, Messieurs, pour en faire simplement une division descriptive schématique qu'il avait adopté cette classification ; mais parce qu'il croyait, et ses idées étaient partagées par un grand nombre de médecins, que la gravité dépendait du contenu des kystes et qu'on pourrait avec succès opposer telle ou telle thérapeutique à telle ou telle catégorie, et, vous ne seriez pas peu surpris, si vous avez la fantaisie, que l'importance du sujet légitimerait d'ailleurs, de consulter son ouvrage, de voir énumérer les procédés et discuter les divers traitements de ces kystes, c'est ainsi qu'au chapitre VI, il passe en revue :

1° Les émissions sanguines ;

2° Les préparations mercurielles et iodées à l'intérieur ;

3° Les évacuants et les diurétiques ;

4° Les ferrugineux ;

5° La ponction abdominale ;

6° La ponction vaginale ;

7° La ponction rectale.

et aux chapitres VII et VIII le traitement chirurgical par les injections iodées, par la sonde à demeure, par l'incision, l'application des caustiques, le morcellement et la suppuration. — La suppuration, vous entendez bien ! enfin au chapitre IX il aborde la grande question : l'ovariotomie. Tout cela vous fait sourire aujourd'hui où cette ovariotomie a revêtu des allures si simples et si chirurgicales et même si inoffensives.

Boinet pensait que les kystes à contenu séreux pouvaient se guérir par la simple ponction, qu'ils étaient susceptibles de résorber le liquide qui se reproduisait souvent après cette intervention, laquelle n'était du reste pas toujours sans danger ; et longtemps il employa en dernière analyse les injections iodées dont on peut dire qu'il a été l'initiateur.

En citant Boinet je n'ai pas voulu dire qu'on ne connaissait pas déjà les kystes de l'ovaire avant lui, ni que d'importants travaux n'avaient déjà vu le jour, mais c'est sous l'influence de cet auteur qu'on reprit la recherche de l'origine des kystes et qu'on voulut y rattacher la nature de leur contenu. On trouva, ainsi que je vous l'ai déjà dit, que tous n'avaient pas pour point de départ la substance propre de l'ovaire et que ceux qui se développaient aux dépens de l'organe de Rosenmuller, ou de l'hydatide de Morgagni, ou encore dans l'épaisseur du ligament large, entre ses deux feuillets, et qu'on appela para-ovariens, devaient être d'un caractère plus bénin et fournir uniquement du liquide clair, limpide et séreux.

Je n'insiste pas sur les exceptions nombreuses qui vinrent diminuer la valeur de cette règle générale, établie prématurément.

Les investigations anatomo-pathologiques, les recherches histologiques, sur des tissus presque vivants, que fournissaient les multiples opérations devenues inoffensives, grâce à l'antisepsie et aux progrès de la technique opératoire, en sapèrent la base et après beaucoup de travaux d'érudition ou de recherches savantes, si nous sommes armés comme cliniciens, nous sommes encore impuissants à reconnaître, avant l'intervention, la variété des kystes que nous diagnostiquons, au moins dans un très grand nombre de cas.

Pour nous résumer, je dirai donc que notre femme, atteinte en apparence d'un kyste para-ovarien, avait bien réellement un kyste ovarien, ainsi qu'a pu vous en convaincre la pièce anatomique dont nous réservons l'étude pour l'objet d'une autre leçon et que, pour nous praticien, nous nous estimons heureux d'avoir opéré avec succès cette malade, après avoir posé le simple diagnostic de kyste de l'ovaire droit.

DIX-SEPTIÈME LEÇON

GROSSESSE TRIPLE

MESSIEURS,

Je veux vous parler aujourd'hui d'une femme accouchée le 1er mai et qui se trouve actuellement au n° 12 de la salle du premier. Quelques-uns d'entre vous ont assisté à l'accouchement, plusieurs l'avaient examinée durant sa grossesse, pendant les derniers jours d'avril :

C'est une IIpare, âgée de 38 ans, qui a une fille d'un an et qui avait vu évoluer normalement sa 1re grossesse et s'accomplir spontanément son 1er accouchement. Du côté de l'hérédité, rien qui concerne les grossesses multiples dans sa famille ou celle de son mari. Les dernières règles ont eu lieu du 7 au 10 août, elle est par conséquent près du terme. La grossesse actuelle a évolué, aussi, normalement jusqu'à maintenant. Le ventre est assez développé, pas d'une façon exagérée cependant ; il a une forme globuleuse, l'utérus a une hauteur de 47 centimètres, son fond est sur la ligne médiane.

Cette femme est entrée le 13 avril à la clinique. On diagnostiqua une grossesse gémellaire. La tension artérielle est de 12 centimètres. Les parois de l'utérus rigides gênent le palper ; pourtant on trouve un sommet dans la fosse iliaque gauche, un autre au fond, à gauche aussi et en haut, dans l'excavation un siège décomplété, mode des fesses. Donc 3 pôles : c'en est assez pour assurer le diagnostic de grossesse gémellaire, mais non celui de grossesse tri-gémellaire à laquelle en réalité nous avons eu affaire.

A l'auscultation, on trouvait deux foyers distincts, bien qu'on ne put établir d'une façon nette le défaut d'isochronisme ; l'un au-dessous de l'ombilic, à gauche ; l'autre bien au-dessus et à droite.

Il n'y avait que peu d'œdème sus-pubien et peu d'enflure des chevilles, quelques varices superficielles aux jambes. Aucune trace d'albumine dans les urines.

La femme ne sentait pas beaucoup remuer. Les mouvements fœtaux n'étaient ni plus vifs, ni douloureux dans le décubitus latéral. Le ventre ne présentait pas de sillon, ni longitudinal, ni oblique. Les vergetures n'étaient pas très marquées.

Il n'y a jamais eu de gêne de la respiration, jamais de phénomènes cardiaques, pas de vomissements.

Messieurs, si j'insiste sur l'absence de tous ces signes, c'est que les auteurs leur accordent une certaine valeur dans le diagnostic des grossesses multiples. La plupart manquaient dans notre observation et l'on doit même se féliciter d'avoir posé nettement le diagnostic de grossesse gémellaire, encore qu'on se soit trompé sur le nombre des fœtus.

En effet, le diagnostic de grossesse gémellaire n'est pas toujours facile à établir et bien souvent, trop souvent même, ce n'est qu'après la sortie du 1er fœtus qu'on s'aperçoit qu'il y en a un second. Quelquefois même il est arrivé que ce dernier ait été méconnu et qu'on soit allé appeler le praticien qui avait déjà quitté l'accouchée.

On a dit qu'il fallait y penser d'abord et que le diagnostic pourrait se faire alors plus facilement. Cela est vrai, mais pour y penser il faudrait que quelques-uns des signes, regardés comme caractéristiques, soient manifestes, que l'on ait sous les yeux par exemple le tableau clinique qu'en a fait Mauriceau : « Femme extraordinairement grosse, sans qu'il y ait soupçon d'hydropisie.

Eminence de chaque côté du ventre, dépression médiane. Mouvements nombreux et différents des deux côtés. Beaucoup d'incommodités pendant la grossesse et aux derniers mois œdèmes aux jambes, cuisses, vulve et pubis. » Tels étaient les signes certains pour Mauriceau de la grossesse double ! résumés et reproduits par Nœgelé (1869) avec une moins grande confiance de leur valeur. Les voici d'ailleurs :

1° Distension plus rapide et plus considérable du bas-ventre qui paraît en même temps notablement élargi ;

2° Le ventre est partagé en deux moitiés saillantes, par un sillon longitudinal ou oblique ;

3° Les mouvements du fœtus sont ressentis des deux côtés ; ils sont particulièrement vifs et douloureux quand la femme se met dans le décubitus latéral ;

4° Tous les accidents de la grossesse sont plus prononcés qu'à l'ordinaire ;

5° Le segment inférieur plus élevé, de sorte qu'on n'y sent pas une partie fœtale ;

6° L'accouchement a lieu avant terme, ... etc., etc.

Il nous serait facile en analysant de nouveau notre observation de montrer que si tous ces signes peuvent exister, comme ils le devraient en consultant la logique seule, c'est-à-dire la théorie, ils peuvent manquer souvent et même se montrer en dehors de la grossesse double.

Le contenu étant plus lourd et plus gros, il doit y avoir dans un ventre plus développé des phénomènes de compression plus accentués. Les fœtus se rangeant dans chaque moitié de l'utérus, il doit y avoir un sillon médian si le fond reste sur la ligne médiane, oblique s'il est dévié à droite.

Les parties fœtales étant plus nombreuses, les mouvements doivent être plus nombreux et plus vifs dans le déplacement qui met un des fœtus en posture de comprimer son jumeau.

L'accommodation étant gênée, il est aussi naturel que la présentation ne s'engage pas et que le segment inférieur de l'utérus soit plus élevé et presque inaccessible.

Enfin l'utérus plus distendu doit être à la fois dans un état de tonicité plus grande et sollicité plus tôt à se vider.

Tout cela est vrai quand on suppose que les fœtus sont gros et qu'ils ont le poids moyen de 3.000 grammes, ce qui est rare dans les grossesses multiples, mais dans ces cas il est évident que l'on peut voir se dérouler le tableau de Mauriceau, comme dans tous les cas où l'utérus devra se développer d'une façon exagérée pour suffire par son ampliation à correspondre à son contenu.

Remarquons toutefois que dans les grossesses gémellaires, si le ventre est plus développé bien avant l'époque correspondante à l'âge de la grossesse, il ne se développera que progressivement et régulièrement, ce qui n'est pas le cas, dans l'hydramnios et surtout dans l'hydramnios aiguë.

Messieurs, je viens de vous citer les conclusions de Nœgelé à propos de grossesses multiples, mais je dois vous dire que quelques lignes plus loin (p. 106) il ajoute : *tous ces signes sont trompeurs* et peuvent coïncider avec la présence d'un seul fœtus.

Et je vous citerai aussi Playfair qui écrivait, il y a vingt-cinq ans seulement (1879) : « Il est rare que la grossesse gémellaire puisse être diagnostiquée avant la naissance de l'enfant, lors même qu'on a des soupcons, les signes en sont trompeurs. » C'était l'opinion de Capuron, et cela malgré la découverte de l'auscultation, appliquée à ce diagnostic ; car si cette méthode précieuse est venue ajouter un élément important de plus dans l'investigation obstétricale, elle n'a pas toujours une valeur aussi certaine que voulait lui donner Depaul, surtout dans le diagnostic de grossesse multiple où Hohl déclare qu'elle « *ne peut plus servir* ».

Ne nions pas l'évidence, Messieurs, et sachons employer tous les moyens de rechercher la vérité sans cependant nous en laisser imposer par des idées préconçues.

En ce qui concerne l'auscultation, s'il est vrai qu'on peut reconnaître qu'il existe deux foyers maxima distincts, surtout si les battements correspondants ne sont pas isochrones, ni entre eux, ni au pouls de la mère et que par cette constatation on puisse arriver à la certitude de la présence de deux fœtus dans l'utérus, il est vrai aussi que la grossesse gémellaire, et c'est le cas le plus fréquent, peut réellement exister sans que la plus soigneuse auscultation, et je dirai de l'homme le plus expérimenté, nous permette de découvrir un double pouls, surtout si l'un des enfants est en position dorso-postérieure et que le corps de l'autre interrompe la transmission du son (Playfair).

Mais depuis vingt-cinq ans — grâce, il faut bien le dire, à la persévérance, si intelligente, du Pr Pinard qui en a vulgarisé la pratique dans son traité magistral — la palpation ou mieux le palper abdominal est venu nous apporter un secours des plus considérables dans le diagnostic particulier de ces grossesses multiples ; au point que le maître de Baudelocque a pu diagnostiquer, et d'autres l'ont fait après lui, non seulement des grossesses doubles, mais — et cela journellement — aussi des grossesses triples.

Etant donnée la difficulté du diagnostic de la grossesse gémellaire, vous pouvez vous douter de celle que l'on rencontrera dans le diagnostic de la tri-gémellaire. Or ce palper dont Dubois, Depaul, Cazeaux, Tarnier parlaient timidement quoiqu'en acceptant son utilité, était jugé assez sévèrement par Joulin en 1867, esprit cependant critique et judicieux. Il dit en effet dans son traité : « Une longue habitude permet d'en tirer d'utiles renseignements, surtout à titre de supplément d'instruction ; mais il est extrêmement rare qu'en l'absence des autres caractères, le palper suffise pour affirmer le diagnostic, et Matteï dans ces derniers temps me paraît en avoir exagéré singulièrement la valeur. »

Eh bien ! Joulin a été mauvais prophète et Matteï, loin d'exagérer la valeur du palper abdominal n'en a pas au contraire tiré un parti suffisant. Ses essais de version par manœuvres externes méritent cependant de ne pas rester dans l'oubli.

Messieurs, il est bien certain que de tous les sens le toucher est celui qui trompe le moins — voyez saint Thomas — et vous savez à quel degré de perfection arrivent les aveugles à ce point de vue. Et c'est aussi par l'exercice que vous arriverez à une précision suffisante pour vous aider de ce sens dans une foule de constatations que vous demanderiez en vain soit à l'œil, soit à l'ouïe.

Pour en revenir à notre femme, nous disons que par le palper on avait diagnostiqué une grossesse gémellaire — ce qui en l'absence des signes, dits évidents et que nous appellerons simplement de présomption — était déjà joli.

Pouvions-nous diagnostiquer une grossesse triple ?

Vous savez d'abord qu'elles sont rares, 1/6000, 1/7000 (1/8000 en France), et bien que ce soit la troisième qu'il m'a été donné d'observer, mon attention auprès de cette femme n'avait été éveillée par aucun signe prédominant.

Dans les cas que j'ai vus, le premier remonte à 1874 le deuxième à 1875, tous deux à la Maternité, nous fûmes surpris la première fois, comme aujourd'hui, par un accouchement trigémellaire et le diagnostic fut fait cependant après la sortie du premier fœtus. La femme était très grosse et le fœtus très petit — on avait diagnostiqué une grossesse gémellaire — quoique le ventre fût *pointu* !...

Mais la seconde fois, Mlle Audibert, la maîtresse sage-femme d'alors, ne s'y trompa pas et le souvenir du 1er cas lui fit examiner avec soin le 2e et de cet examen, elle conclut à une grossesse tri-gémellaire, ce qui fut confirmé par l'accouchement de 3 enfants dans la même période de travail.

Je regrette de n'avoir pas retrouvé ces deux observations, elles étaient très intéressantes.

Cette fois-ci, le travail s'est déclaré un peu avant terme, ce qui est la règle et après la sortie du 2e fœtus par le siège, M. Pons introduisant la main dans le vagin trouva dans le col deux poches des eaux.

Disons en passant que Depaul, après Mme Lachapelle, a signalé cet élément du diagnostic : la bifidité de la poche des eaux au début de la dilatation de la grossesse gémellaire. On l'a constatée une fois dans mon service, je ne l'ai jamais vue moi-même.

C'est alors que le diagnostic de grossesse tri-gémellaire fut définitif.

Je laisse la parole à M. Pons :

Obs. — R. J., 38 ans. IIpare, entre le 13 avril 1904 dans le service. Son premier accouchement à terme et spontané s'est terminé par la naissance d'une fille qui a un an aujourd'hui.

Ses dernières règles datent du 7 au 10 août 1903.

L'utérus remonte à 40 centimètres au-dessus du pubis et il remontera à 47 le 1er mai, jour de son accouchement. T. Art. 12.

Pas d'albumine, bonne grossesse.

A l'examen on trouve : les parois utérines rigides, et malgré cela on peut diagnostiquer une grossesse gémellaire : ballottement céphalique dans la fosse iliaque droite, tumeur mollasse et grosse, comme un siège, au-dessus du détroit supérieur, le dos regarde à droite, on n'arrive pas sur le second sommet.

La femme entre dans la salle de travail, le 1er mai, à 6 heures du matin. On constate une dilatation, comme 5 francs, les douleurs suivies, mais supportables ayant eu lieu toute la nuit. On constate alors par le toucher un siège décomplété, mode des fesses.

Dilatation complète, à 8 heures 1/2, rupture artificielle des membranes, M. Pons fait l'extraction du siège en abaissant le pied antérieur droit ; car c'était bien une SID, et ramène un enfant petit du sexe féminin. Section du cordon entre deux pinces.

Le toucher pratiqué avant l'expulsion du placenta fait découvrir non pas un second fœtus, mais une double poche des eaux, ce qui dès lors établit le diagnostic de deux nouveaux fœtus. On sent un sommet au niveau de l'une des poches et une main dans l'autre. Rupture artificielle de la poche où l'on sentait le sommet de OIGA, sortie spontanée et facile de ce second fœtus. Sections du cordon entre deux pinces. On fait la version du 3e fœtus qui se présentait en AID de l'épaule gauche par manœuvre externe. On ramène la tête sur l'excavation et on perce la 3e poche des eaux.

M. Pons constate alors que ce 3e fœtus est en présentation de la face MIDP. Il transforme la présentation en sommet, par la manœuvre de Pinard, et la tête fléchie s'engage. Enfin, ce troisième enfant est expulsé spontanément.

Les 3 enfants pesaient : 1er : 1.550 ; 2e : 1.300 ; 3e : 1.200 ; en tout : 4.130 grammes. Il y a des fœtus qui pèsent cela.

Le placenta : 1.000 grammes ; il était unique, long de 27 centimètres, large de 22.

Il y avait donc 3 poches distinctes, 3 œufs complets avec un seul placenta ; quelquefois on trouve 3 placentas ou quelquefois 2.

Sur 50 cas relevés par Tarnier, on note : 3 placentas, 8 fois ; 2 placentas, 15 fois ; 1 placenta, 27 fois = 50 fois.

En examinant les 3 poches amniotiques, on parvient à se rendre compte de la situation respective des fœtus, ainsi qu'elle est mentionnée dans le corps de l'observation que je viens de vous lire.

Légère perte après la délivrance qui cède à une injection intra-utérine chaude ; la femme est bien aujourd'hui, vous venez de la voir.

Quant aux enfants, le dernier (1.200 gr.) a succombé le 3e jour, les autres ont l'air de vouloir vivre et sont alimentés par le gavage, soutenus par le sein et réchauffés par la couveuse.

Telle est cette observation, intéressante à plus d'un titre, que sa rareté ne me permettait pas de laisser passer inaperçue.

En semblable occurrence, le professeur Pinard diagnostiqua par le palper une grossesse triple et une autre fois, il élimina au contraire cette grossesse, diagnostiquant une grossesse double compliquée d'un fibrome du fond de l'utérus.

Vous voyez à quel degré de précision on peut arriver par la pratique du palper, aussi ne saurais-je trop vous encourager et vous exhorter à vous y exercer le plus souvent que vous le pourrez.

DIX-HUITIÈME LEÇON

VERSION PAR MANŒUVRE EXTERNE

MESSIEURS,

Un professeur de clinique doit être un historien, mais qui ne se contentera pas d'enregistrer, de grouper et de raconter les faits ; il les comparera et devra en tirer un enseignement propre à fixer sa conduite quand il se trouve en présence de cas analogues. C'est ce que nous allons faire aujourd'hui à propos d'observations qui ont été recueillies pendant les vacances de Pâques et dans lesquelles vous verrez noté qu'on a pratiqué cette intervention qu'on appelle : version par manœuvre externe.

Qu'est-ce que la version par manœuvre externe ?

Quelles sont les raisons qui la justifient ?

Quelles sont ses indications et ses contre-indications ?

Comment peut-on s'y prendre pour la pratiquer avec succès ?

Voilà autant de questions auxquelles nous nous proposons de répondre.

Qu'est-ce que la version par manœuvre externe ? C'est une manœuvre manuelle qui a pour but de modifier l'attitude du fœtus, la présentation, toutes les fois que le sommet ne se présente pas et de le ramener au détroit supérieur ou dans l'excavation si possible.

Tandis que la version par manœuvre interne, ou la version tout court jusqu'à ces dernières années, a pour but de ramener le siège de l'enfant au détroit supérieur et de substituer à une présentation quelconque une présentation du siège décomplété, mode des pieds.

Vous voyez donc, sans aller chercher quelques rares exceptions dont je ne veux pas vous parler pour le moment, que les deux versions diffèrent par deux points principaux : le premier par le but qu'on se propose, le deuxième par le mode d'exécution. Pour ce dernier il est évident que, dans la version podalique, qui se fait, depuis le XVIe siècle, c'est-à-dire depuis A. Paré, toujours la même chose, la main est introduite dans la cavité utérine pour aller chercher les pieds du fœtus ; dans la version externe au contraire, on ramène la tête au détroit supérieur par des pressions abdominales, une sorte de massage. A la suite de ces manœuvres diverses on obtient, dans le premier cas, un accouchement par le siège, un accouchement par le sommet dans le second.

Avant de parler des indications de la version externe, il faut d'abord justifier cette intervention par la comparaison de faits dans lesquels on aurait pu la faire et où on ne l'a pas faite, avec ceux où on y a eu recours. Car c'est une méthode préventive qui, encore qu'elle ne soit pas dangereuse, n'a de raison d'être employée que si elle est nécessaire.

Voyons donc les résultats obtenus : ils sont semblables à ce qui est enseigné et vulgarisé par le professeur Pinard et après lui par Varnier, mais peut être qu'on ne s'y conforme point encore assez, surtout comme ligne de conduite générale.

Tout d'abord, il est une présentation dans laquelle l'accouchement est impossible quand elle persiste ; c'est la présentation du tronc, de l'épaule, si vous voulez ! Ici tout le monde est d'accord et on a toujours fait la version podalique jusqu'à ces dernières années et c'était ce qu'on avait trouvé de mieux, malgré les tentatives de Mme Lachapelle pour réhabiliter la version céphalique. Certes, l'idée de l'illustre accoucheuse n'était pas mauvaise, et, si elle avait pensé à ramener la tête au détroit supérieur, c'est qu'elle savait bien déjà que les accouchements par le sommet sont plus favorables pour l'enfant.

Seulement la méthode était défectueuse et difficile ; aujourd'hui, elle eût pu réaliser ce desideratum et c'est par la version externe qu'on arrive à ce but, soit à la fin de la grossesse, soit au moment du travail. Dans la version podalique, au contraire, on est obligé d'attendre que la dilatation soit complète ou à peu près complète.

Jetons un coup d'œil sur les cas de notre service où il y a eu présentation transversale et comparons :

Cas où l'on n'a pas fait la correction, mais la version interne : 109 cas ; 43 enfants vivants, 66 morts. Mortalité : mères, 3,66 0/0 enfants, 60,55 0/0.

Quatre mères ayant succombé en outre à une rupture utérine.

Cas où l'on a fait la correction : 18 cas ; 16 enfants vivants, 2 morts. Mortalité : mère, 0 0/0 ; enfants 11 0/0. Et encore de ces deux morts ; l'un l'était depuis un jour, l'autre a succombé par suite d'un décollement prématuré du placenta. Ce qui ne peut être imputé à la méthode.

Voilà des chiffres éloquents ! Vous en trouverez de bien plus importants dans les statistiques de Pinard, et tout aussi probants. Je n'en tirerai, pour le moment, que cette conclusion que dans les présentations transversales, lorsqu'on le peut, il vaut mieux avoir recours à la version externe qu'à l'interne et que si l'on ne peut imputer à la version de Paré tous les accidents, causes de mort pour le fœtus, il n'en est pas moins vrai qu'un grand nombre succombe parce que cette version est faite dans de mauvaises conditions, après la perte du liquide amniotique, par exemple, et que non seulement c'est l'enfant qui est exposé, mais encore la mère, par possibilité d'une rupture utérine spontanée, ou, provoquée par l'accoucheur lui même. Nous en avons observé 4 cas, j'y reviendrai.

Voyons maintenant le siège :

Dans 141 présentations du siège que nous avons relevées, j'ai laissé de côté les accouchements prématurés et les accouchements gémellaires, sur lesquels je m'expliquerai tout à l'heure.

Nous avons eu :

93 sièges	complets,	avec 61 enfants	vivants,	32	morts
31 »	mode des fesses,	» 22	»	» 9	»
16 »	des pieds,	» 13	»	» 3	»
1 »	des genoux,	» »	»	» 1	»
141		96 vivants		45 morts	

c'est-à-dire plus d'un tiers.

Vous voyez déjà que la présentation du siège est beaucoup moins favorable que la présentation du sommet et qu'il n'est pas indifférent pour le pronostic d'avoir affaire à l'une ou à l'autre ! Si l'on peut trouver un moyen de changer le siège en sommet, on se trouvera donc dans de bien meilleures conditions pour préserver la vie de l'enfant : c'est ce qui est arrivé dans quatre observations récentes qui nous ont inspiré cette leçon. Quatre fois la présentation du siège est diagnostiquée avant le travail, quatre fois le sommet a été ramené au détroit supérieur et quatre fois les enfants ont vécu. Ils étaient du poids de 3.600, 2.900, 2.600 et 2.500 grammes.

A ces faits il faut ajouter le cas d'une Ipare qui est entrée dans le service, avec une présentation du siège. Mlle Mouren a pratiqué la version par manœuvre externe et vous avez pu constater que la tête est fixée au détroit supérieur. Cette femme accouchera probablement en présentation du sommet. Je dis probablement, et non certainement, car elle peut échapper à notre surveillance, et bien que le sommet soit fixé, la présentation pourrait encore changer : c'est un détail dont je vous parlerai, mais j'ai voulu, dès le début de cet entretien, vous montrer l'importance de l'intervention que je ne suis pas le seul à prôner, mais que peut-être bien des praticiens n'emploient pas encore assez souvent et ils ne me paraissent point se préoccuper au degré qu'il faut de l'économie de la vie des nouveau-nés, cette pépinière de la repopulation de la France. Quand on est pauvre, je veux dire pauvre en natalité comme dans notre pays, il n'y a pas de petites économies. Cette méthode préservatrice se présente sous de tels auspices qu'elle mérite d'être prise en considération et vous sentirez qu'il est de votre devoir, de votre intérêt même, de vous familiariser avec elle. C'est pourquoi j'ai voulu attirer votre attention sur ce point de pratique obstétricale.

Vous allez, si je vous ai convaincus que la version par manœuvre externe est une si bonne intervention, vous demander peut-être pourquoi nous ne l'avons pas faite dans tous les cas que j'ai relevés dans notre statistique : 1° c'est que cette statistique remonte à 1893, c'est-à-dire à dix ans, et que j'ai voulu la prendre exprès à l'époque où on ne la faisait pas couramment dans le service, pour voir les résultats de la pratique traditionnelle ; 2° qu'il m'a fallu trouver une collaboratrice, comme ma maîtresse sage-femme actuelle, Mlle Mouren, aussi instruite que dévouée, pour introduire cette méthode à la Maternité ; 3° que les femmes nous arrivent souvent à cette période où elle est impossible ; 4° qu'il y a des cas où on ne réussit pas à la faire, ou encore qu'ayant réussi, la mauvaise attitude du fœtus se reproduit ; et 5° qu'enfin s'il y a des indications formelles d'intervenir le plus souvent, il y a aussi des contre-indications à cette intervention.

Voyons d'abord ce dernier point.

L'indication de la version par manœuvre externe est la suivante. Toutes les fois que la poche des eaux est intacte, ramener le sommet au détroit supérieur s'il n'y est pas, soit à la fin de la grossesse, à partir du huitième mois par exemple, soit au commencement du travail.

Une seconde indication importante est, après avoir ramené la tête au détroit supérieur, de l'y maintenir, si elle reste mobile, soit par une ceinture jusqu'à la fin de la grossesse, soit en perçant la poche des eaux au début des contractions.

Les contre-indications sont au nombre de six :

1° Quand le fœtus est mort ; comme le but qu'on se propose

est la préservation de l'enfant, quand il est mort, l'intervention est sans but. Cependant il n'est pas mauvais de la faire dans les présentations transversales pour éviter tout autre intervention ;

2° Quand on soupçonne une grossesse gémellaire : dans ce dernier cas la contre-indication est formelle, ainsi que l'enseigne le professeur Pinard, parce que s'il y a deux œufs, vous pouvez déchirer les membranes ; s'il n'y en a qu'un vous pouvez produire des accidents du côté des cordons ombilicaux, et qu'il n'y ait qu'un œuf ou qu'il y en ait deux, l'un des fœtus gêne l'autre et vous pouvez créer un cas de dystocie qui n'existe pas dans la présentation du siège du premier fœtus. Celui-ci, étant habituellement petit, sort facilement même sans manœuvre de Mauriceau. Mais ce qu'il ne faut pas faire dans une grossesse double, on peut et on doit le faire après la sortie du premier enfant, dans l'accouchement gémellaire, quand le deuxième se présente par le siège ;

3° Quand les parois utérines sont rigides : non pas seulement à cause de la difficulté de faire évoluer le fœtus dans ces conditions, mais encore et surtout à cause du danger d'une rupture utérine. Nous attirerons votre attention sur ce sujet dans une autre leçon à propos de la séméiologie de la tension des parois utérines ;

4° Quand le fœtus est très gros et immobilisé par le fait de son volume, ou, pour généraliser, toutes les fois, comme nous le dirons dans la technique opératoire, que l'on ne pourra mobiliser le fœtus par le palper approprié ;

5° Il y a encore une contre-indication dans le prolapsus du cordon quand il bat et que l'on n'a pu le réduire ;

6° Enfin quand il y a une malformation utérine qui fait que la mauvaise présentation se reproduit quand même. Mais c'est plutôt une contre-indication à vouloir persister à ramener la tête en bas qu'à ne pas le tenter, attendu que ces malformations ne se diagnostiquent la plupart du temps qu'après l'accouchement.

En voici un exemple intéressant.

IIIpare, 33 ans, ménagère, entre le 17 mai 1893, accouche le 1er juin, à terme, d'un fœtus de 3.950 grammes ; avait déjà accouché à la Maternité en 1892, prématurément, d'un fœtus qui s'était présenté par l'épaule. Le premier aussi, dit-elle ! A son entrée, le 17 mai, comme on constate une présentation transversale ; essai de version par manœuvre externe : on obtient d'abord un siège, puis sous le chloroforme un sommet. Ceinture, mais la réduction ne tient pas et au commencement du travail le 1er juin, on a de nouveau une épaule gauche en position droite. Version podalique. Le toucher intra-utérin après l'accouchement — nous soupçonnions sinon une malformation au moins une conformation spéciale — nous permet de constater un éperon au milieu du fond de l'utérus, faisant saillie en dedans et deux cornes très développées.

Des faits semblables ont été publiés, entre autres un avec autopsie par le docteur Polaillon ; donc il faut y penser, bien qu'ils ne soient pas très fréquents. Ils rentrent d'ailleurs, quoique semblant faire exception, dans la loi générale de l'accommodation : le fœtus s'accommode en travers parce que ce diamètre de l'utérus est plus long que le vertical.

Dans les cas où la poche des eaux est rompue, il est généralement impossible de réussir à tourner le fœtus ; cependant s'il restait encore assez de liquide dans l'intérieur de l'utérus, si le fœtus paraissait assez mobile pour obéir à l'impulsion, il ne faudrait pas hésiter à tenter, avec beaucoup de douceur, la version céphalique.

Comment allons-nous procéder ?

Je ne prends la question qu'au point de vue pratique. Vous trouverez dans l'excellent *Traité du palper abdominal*, de Pinard, l'historique de la version externe. Elle est due à Wigand qui l'introduisit dans sa pratique en 1817, mais elle fut peu connue en France ou du moins peu pratiquée avant les tentatives de Mattei. C'est Pinard qui l'a faite sienne en la vulgarisant et il y a aujourd'hui bien des services où on l'a fait couramment, comme à Baudelocque ; nous imitons cette pratique.

Vous serez appelés dans votre clientèle à intervenir dans deux ordres de cas différents :

1° Quand la tête sera dans une fosse iliaque ; 2° quand elle sera au fond de l'utérus.

Et ne croyez pas qu'il s'agisse d'une manœuvre bien difficile surtout en ce qui concerne la première catégorie de faits.

Il s'agit tout simplement de vous assurer de la situation de la tête, de la refouler vers le détroit supérieur, en vous plaçant du côté opposé où elle se trouve par rapport à la femme — il faut détourner l'attention de celle-ci en causant avec elle, et en pressant tout doucement, d'une façon continue, le sommet se remet en place. Il est rare que l'on soit obligé de presser en sens inverse sur le siège qui généralement est déjà dans le fond de l'utérus. Vous m'avez vu opérer ainsi et d'une seule main, comme le fait du reste aussi Mlle Mouren, et vous avez pu voir la réussite couronner toutes ces tentatives. Essayez vous-mêmes et vous réussirez !

Je dois à la vérité de dire qu'il est moins difficile de réussir que de conserver le résultat acquis ; c'est pour cela que lorsqu'on a fait arriver la tête au détroit supérieur, il faut la maintenir à l'entrée du bassin, par une ceinture particulière que voici et que Pinard appelle la ceinture eutocique. Sans cette précaution la mauvaise présentation peut se reproduire et c'est à recommencer.

Il est un avantage que je veux signaler tout au profit de la correction de la présentation : c'est que dans les grossesses où il existe une présentation de l'épaule, la distension du segment inférieur de l'utérus est une cause de déchirure prématurée des membranes, une cause d'accouchement prématuré et non seulement par la version externe vous améliorez le pronostic de l'accouchement, mais encore vous donnez plus de chances de vie au fœtus par la possibilité d'un séjour plus long dans la cavité utérine. Vous prolongez la grossesse et augmentez le poids du fœtus, par conséquent sa résistance, c'est encore un chapitre de la puériculture dans le sein maternel.

Quand le siège se présente, c'est le cas de faire la vraie version. Dans le chapitre précédent nous avons étudié en quelque sorte une simple correction, un redressement d'une tige oblique dont l'extrémité inférieure venait buter contre le grand bassin ; mais ici il faut que la tête prenne la place du siège et réciproquement, c'est une culbute complète, aussi est-il quelquefois plus difficile de réussir.

La première condition est que le fœtus soit mobile et cependant qu'il n'y ait pas d'hydramnios, car dans le cas d'une quantité exagérée de liquide amniotique, l'accommodation ne peut se faire, ni dans un sens, ni dans l'autre. On arrive quelquefois avec facilité à mettre la tête en bas, mais elle ne reste pas.

S'il n'y a, au contraire, que très peu de liquide, il y a peu de mobilité et bien que le siège ne soit pas engagé, à proprement parler, avant le travail, il peut y avoir impossibilité à faire mouvoir le fœtus, surtout quand il est volumineux ; à plus forte raison quand, dans la présentation des fesses, il y a un commencement d'engagement. La rigidité des membres inférieurs qui font attelles s'oppose, dans une certaine mesure, aux mouvements de flexion du tronc. C'est ce qui s'est passé chez cette VIIIpare, qui avait eu sept enfants par le sommet et qui est entrée le 23 mars 1902, dans le service, avec une présentation du siège SIDP, mode des fesses et où il y avait un commencement d'engagement. On entendait le maximum d'intensité des bruits cardiaques, au-dessous de l'ombilic. Mlle Mouren tenta la version sans parvenir à l'exécuter et le lendemain la femme entrait dans la salle de travail, avec une dilatation comme une pièce de 5 francs et une poche des eaux très volumineuse. Elle accoucha assez rapidement d'un fœtus de 2.670 grammes qui, quoique petit et avec une Bp. seulement de 8 1/2, nécessita une manœuvre de Mauriceau assez difficile. Cependant la femme n'était qu'au début du neuvième mois.

De pareils faits donneraient raison à Varnier qui voit dans la difficulté de réussir, quelquefois autre chose que le volume du fœtus ou son engagement.

Quoi qu'il en soit le premier acte de l'intervention est la mobilisation du fœtus et l'on peut se trouver en face de deux difficultés qu'il faudra vaincre en se conformant aux règles posées par le Dr Pinard. D'abord la tête peut être engagée sous le foie, derrière les fausses côtes ! il faut alors corriger l'obliquité, normale du reste, du fond de l'utérus et dégager le sommet. Ensuite si le siège est fixé à l'entrée du bassin, comme dans l'observation précédente, il faut le soulever soit en glissant le bord des doigts des deux mains entre lui et l'arc antérieur du détroit supérieur ; soit, par le toucher digital ou manuel, sous chloroforme bien entendu ; c'est ce qu'aurait fait Mlle Mouren dans l'observation précédente, si la femme était venue plus tôt ou si le travail ne l'avait pas surprise le lendemain.

Quelquefois il faut faire la manœuvre en deux séances. Se contenter de mobiliser le siège dans la première, faire la version dans la seconde, ainsi que je l'ai vu pratiquer dernièrement au Dr Pinard, dans son service de Baudelocque.

« Dès que j'ai mobilisé le siège, dit-il, je suis sûr d'arriver à faire évoluer le fœtus. »

Enfin quand on a réussi, il est à peine besoin de le dire, il faut que la femme reste étendue pendant quelque temps et qu'elle ne se lève qu'avec le ceinture eutocique.

Si la mobilisation du fœtus ne peut être obtenue, il vaut mieux renoncer à l'intervention et courir les chances d'une expulsion spontanée ou recourir à l'extraction artificielle du siège, sans instrument bien entendu. N'appliquez jamais le forceps sur le siège, il n'est pas fait pour cela et il ne faut pas qu'une exception autorise personne à le conseiller.

Il va sans dire que vous réussirez plus facilement avec un petit fœtus et c'est ce qui arrive dans les accouchements prématurés où il est peu important de se préoccuper de la présentation du siège, celui-ci s'engage facilement, car la plupart du temps, la circonférence de l'extrémité podalique est plus petite que celle du pôle céphalique.

Dans nos quatre observations, il y avait deux petits fœtus, 2.500-2.600, un moyen, 2.900 et un gros 3.600.

Mais il sera d'autant plus avantageux d'avoir accompli la manœuvre, d'avoir ramené la tête en bas, que le fœtus sera plus gros ; car en supprimant le temps périlleux de l'extraction de la tête dernière, vous lui aurez sauvé la vie.

DIX-NEUVIÈME LEÇON

HÉMORRHAGIES PAR INSERTION VICIEUSE DU PLACENTA

Comme suite aux leçons précédentes sur les hémorrhagies du début de la grossesse de cause souvent mal définie, au cours desquelles nous avons traité de l'avortement, nous allons étudier, aujourd'hui, une catégorie d'hémorrhagies de la grossesse dues à l'insertion vicieuse du placenta.

Qu'est-ce que cette insertion, dite vicieuse du placenta, et pourquoi produit-elle des pertes sanguines ? Nous vous le dirons tout à l'heure, mais je veux auparavant vous faire le tableau clinique de cet accident, non seulement grave mais quelquefois mortel ; vous comprendrez mieux, après, l'importance du traitement que nous vous conseillerons, la responsabilité de la conduite que vous aurez à tenir.

Au milieu d'une grossesse semblant évoluer normalement, plus souvent dans les trois derniers mois, vous serez appelés auprès d'une femme qui, sans cause appréciable, aura perdu du sang, et fréquemment au milieu de la nuit, sans douleurs, sans coliques, sans maux de reins.

La femme s'éveillera, se sentant mouillée et il faudra qu'elle allume sa bougie pour voir à la couleur que c'est du sang qu'elle perd. Vous arrivez et la perte est arrêtée ; ainsi donc, premier caractère clinique, cette hémorrhagie paraît et disparaît sans motif apparent.

Mais à quelques jours de là, deux semaines, une semaine, quelquefois moins, cinq, quatre, trois ou deux jours, nouvel émoi à propos de rien.

Cette fois-ci, la perte sera plus abondante : vous arrivez, vous faites une injection vaginale chaude, la perte s'arrête, et vous vous en allez satisfait.

Cependant une troisième fois, quelquefois une quatrième : les choses se passent de même, mais toujours en s'aggravant, c'est-à-dire que l'hémorrhagie est plus abondante, et vos injections vaginales chaudes ne font plus rien.

Bien entendu, vous avez mis, si elle n'y était déjà, la femme dans la position horizontale, la tête basse, et vous avez donné des boissons froides, de la glace même, de la limonade, etc., etc.

Deuxième caractère clinique : répétition de l'hémorrhagie.

Et pourtant la perte continue, les symptômes généraux de la spoliation du sang de l'économie se montrent ; les tintements d'oreilles, la pâleur de la face, des muqueuses, le mal au cœur, la menace de syncopes, la lipothymie, l'évanouissement, et surtout vous constatez un pouls de plus en plus petit et fréquent.

Troisième caractère clinique : aggravation de l'état général et fréquence du pouls.

Eh bien, dans ces cas-là, qui sont graves pour deux raisons : et par la quantité de sang perdu, et par la répétition de l'écoulement sanguin ; si vous n'intervenez pas ou si vous ne remplissez pas des indications impérieuses sur lesquelles nous allons insister, la femme qui va être mère, la mère qui vous est confiée, va succomber.

Que faut-il faire ? Avant de vous le dire, il est bon de vous expliquer la pathogénie même de cette hémorrhagie.

Et d'abord, qu'appelle-t-on insertion vicieuse du placenta ? Cette appellation supposerait qu'il y a une insertion normale. Avant l'époque de Levret, on croyait que l'insertion du placenta se faisait sur le fond même de la matrice. Levret qui croyait à cette insertion fréquente — on a démontré le contraire aujourd'hui — n'ignorait pas cependant que cette insertion pouvait se faire sur les faces antérieure ou postérieure de la cavité utérine ; c'était ce qu'il appelait : insertion normale ; mais il a décrit aussi, le premier, les insertions anormales, vicieuses, celles auxquelles il assignait pour siège, le col !...

Et il appuyait sa théorie sur deux faits cliniques vrais, mais, comme on l'a démontré depuis, faussement interprétés.

Ce qui, pour ce grand accoucheur prouvait que l'insertion se faisait quelquefois sur le col, c'était que ces hémorrhagies avaient lieu, seulement, ce en quoi il était trop exclusif, dans les trois derniers mois de la grossesse, et que c'était justement dans cette période que l'utérus se développait aux dépens du col, la cavité du col faisant petit à petit partie de la grande cavité du corps de l'utérus. Le col, disait-il, était une réserve, un magasin de fibres musculaires devant prêter leur concours à l'ampliation de l'organe et à l'agrandissement de sa cavité ; or, vous vous rappelez les théories qui se sont succédé sur la participation de la cavité cervicale à l'augmentation de la cavité utérine pendant la grossesse ; vous vous rappelez que jusqu'à Stoltz on admettait que le col s'effaçait à partir du sixième mois, et qu'enfin réduit à une zone très amincie, à terme, la partie corticale de l'orifice externe cédait au moment du travail où commençait la période de dilatation.

Stoltz fit voir, par l'examen clinique de femmes, à sept et huit mois de la gestation, que le col conservait sa longueur, et que cet effacement ne commençait à se produire que dans les quinze derniers jours ; ce en quoi il se trompait et prenait, comme l'a dit plus tard le professeur Grynfeltt, l'affaissement pour l'effacement. Si, en effet, l'erreur a pu se propager pendant si longtemps, c'est qu'à la fin de la grossesse, surtout chez les multipares, le ramollissement des parois vaginales au niveau des culs-de-sac, des parties vaginales et sus-vaginales du col, permettent un tassement qu'il n'est pas toujours facile de débrouiller au toucher, et je n'en veux pour preuve que l'erreur fréquente des élèves qui se rendent mal compte de cet état particulier, inhérent à la grossesse, diagnostiquant quelquefois une dilatation assez avancée qui n'existe pas.

Puis sont venus les travaux de Braün, Bandl et Martin, qui semblèrent plaider en faveur du retour à la doctrine de Levret. Je vous ai déjà dit que si les pièces anatomiques sur lesquelles les accoucheurs et anatomistes avaient édifié leur théorie, avaient pu leur donner le change sur l'effacement progressif de haut en bas dès le dernier tiers de la grossesse, c'est qu'ils avaient confondu le segment inférieur de l'utérus avec la portion supérieure du col, et l'anneau de Bandl avec son orifice interne. Vous trouverez, dans l'*Atlas* de Pinard et Varnier, des figures d'après nature où l'on voit parfaitement le col avec toute sa longueur chez des femmes mortes à la période du début du travail. Nous avons montré ici, sur des pièces congelées, la même disposition du col, à terme. Varnier indique une ingénieuse façon de procéder pour démontrer cliniquement que le col a toute sa longueur jusqu'au moment du travail. Je vous en ai déjà parlé. Je vous ai aussi montré les caractères qui différencient le segment inférieur, et des deux tiers supérieurs de l'organe, et de l'orifice interne du col ; de sorte que tout ce que l'on mettait sur le compte de cette dernière partie de l'utérus, il faut le rapporter au segment inférieur, et l'on sera alors très près de la vérité. C'est donc lorsque le placenta sera inséré, non sur le col, comme le voulait Levret qui, à son époque, ne pouvait peut-être pas mieux préciser, mais sur le segment inférieur qu'il sera inséré anormalement, vicieusement si vous le voulez.

Le placenta inséré normalement pourra empiéter plus ou moins sur la zone du segment inférieur de l'utérus, ou bien, anormalement, il pourra être inséré en entier sur elle, ou encore, affleurer l'orifice interne du col, ou même, empiéter sur cet orifice ; c'est dans les cas où il sera très bas inséré, et qu'il faudra le toucher d'abord ou l'écarter pour aller prendre contact avec la présentation, qu'on l'appellera encore placenta prævia.

Cette insertion est incontestablement plus fréquente chez les multipares que chez les primipares, mais chez celles-ci, elle est certainement plus fréquente, qu'on ne le croyait autrefois, ainsi que l'a démontré Mlle Mouren, notre maîtresse sage-femme (1), et nous verrons plus tard qu'elle est aussi plus dangereuse, comme l'a indiqué le professeur Pinard.

Voilà donc la place qu'occupe notre placenta inséré vicieusement : en quoi et comment cette insertion peut-elle produire des hémorrhagies ? Bien des théories ont été mises en avant, sans qu'aucune explication ait été suffisante, en ce sens que la conséquence pratique qui en découlait, n'amenait aucune amélioration dans la conduite que l'on croyait devoir tenir en face de ces hémorrhagies. Seule celle du professeur Pinard donne la raison plausible de l'hémorrhagie, et la manière victorieuse de la combattre, conforme à ce principe : *sublatâ causâ, tollitur effectus.*

En effet, il était un point sur lequel tout le monde était d'accord : c'est le décollement du placenta qui produit l'écoulement du sang par la béance des vaisseaux utérins. Mais pourquoi ce décollement ? D'après Pinard, et nous avons eu l'occasion de le constater, d'en faire pour ainsi dire la preuve, — voir la thèse de notre ancien élève, le docteur Juge, aujourd'hui chirurgien des hôpitaux. — Durant tout le temps de la grossesse l'utérus est le siège de contractions indolores, mais qui n'en existent pas moins, surtout dans les derniers mois, et ces contractions exercent des tiraillements sur les membranes. Quand le placenta est inséré normalement, les contractions éprouvées par le gâteau placentaire, transmises par les membranes, sont également réparties sur toute sa circonférence ; si, au contraire, le placenta est bas inséré, la partie la plus courte des membranes, surtout quand l'engagement se fait ou s'accentue, tiraille sur le bord du disque placentaire, le plus près de l'orifice du col, de là décollement de cette partie, hémorrhagie consécutive. Et cela vous explique justement pourquoi chez les primipares où l'engagement de la tête se fait plus tôt que chez les multipares, les tiraillements sont plus forts,

(1) Congrès de Nantes, 1901.

plus efficaces, et les hémorrhagies plus graves ; au contraire, quand la tête tarde à descendre dans l'excavation, le tiraillement a moins d'action sur cette partie circonférencielle du placenta affleurant l'orifice interne du col.

Nous verrons dans un instant les conséquences qu'en tire l'auteur de cette théorie au point de vue des indications thérapeutiques. Mais nous ne serions pas complet, ni peut-être bien compris ; si nous ne jetions un coup d'œil rétrospectif sur cette question du traitement des hémorrhagies dans le placenta prævia.

Vous pensez bien qu'un pareil accident de grossesse a dû préoccuper les accoucheurs et les accoucheuses de tous les temps. En France, c'est au XVIe siècle que Guillemeau et Louise Bourgeois ont proposé et mis en pratique un traitement propre à empêcher les femmes grosses de mourir d'hémorrhagie. C'était la déplétion de l'utérus par l'accouchement forcé, pratique déplorable et jugée aujourd'hui, mais qui fut en honneur jusqu'à Puzos (au XVIIe siècle), à qui l'on doit la méthode de l'accouchement dit accéléré, et Portal et Levret au XVIIIe siècle. C'est vers la fin de celui-ci, en 1776, que Leroux propose son fameux tamponnement, méthode qui a régné sans conteste jusqu'à ces derniers temps et qui malheureusement est encore adoptée et employée par un très grand nombre d'accoucheurs ou d'accoucheuses.

Ce qui serait curieux, si l'on ne savait qu'une chose admise par routine est difficile à déraciner, c'est de voir que Puzos, à qui l'on doit la méthode de la rupture des membranes, pratiquait aussi l'accouchement forcé, du reste, au moment du travail seulement. Pour les femmes grosses quand elles perdaient du sang, il les saignait et les resaignait à blanc ; c'est encore de voir que Portal, qui connaissait avant Levret l'insertion basse du placenta, pratiquait, lui aussi, l'accouchement forcé. Parlerai-je du siècle passé ? celui pendant lequel nous aurons vécu plus que dans celui-ci, et citerons-nous Simpson qui intervertissait l'ordre du travail et commençait par la délivrance, en sortant le placenta avant le fœtus ? de Barnes qui le décollait de la zone dangereuse, ayant à juste titre dénommé ainsi le segment inférieur ?

Tout cela c'est de l'histoire ; elle est profitable, mais elle nous entraînerait trop loin ; et voyons plus tôt comment Pinard est arrivé à établir et généraliser sa méthode qui est la *déchirure large* des membranes.

Cet accoucheur avait remarqué que, chez les femmes qui accouchaient prématurément, les hémorrhagies par placenta prævia cessaient immédiatement ; d'un autre côté, il avait constaté que la rupture prématurée des membranes était la cause fréquente des accouchements prématurés ; et de là, à imiter la nature qui faisait d'un accident une thérapeutique, il n'y avait qu'un pas. Et si c'était bien le tiraillement des membranes qui décollait le placenta, non seulement pendant le travail, mais aussi pendant la grossesse ; en déchirant les membranes largement, cette pratique devait obvier à la cause primordiale de l'hémorrhagie.

C'est ce que démontre journellement l'observation clinique, et la contre-épreuve en est fournie par la timidité de ceux qui percent simplement la poche des eaux pour évacuer le liquide amniotique et provoquer le travail, créer des contractions utérines qui ne font pas cesser l'écoulement du sang. Ni la dilatation, digitale ou à l'aide d'un ballon, fût-ce celui de Champetier de Ribes, on le voit bien quand on emploie ces moyens en respectant la poche des eaux ; ni le réveil des contractions utérines, on peut s'en rendre compte quand le fond de l'utérus est contracté après la délivrance et que le sang continue à couler, alors que le placenta était sur cette zone dangereuse du segment inférieur, à fibres musculaires plus rares et à disposition lamelleuse sur cette zone *paralysirt* (comme disent les Allemands) ; ni l'emploi de l'ergot de seigle banni aujourd'hui de notre pratique ; ni le tamponnement qui pourrait infecter les femmes ; aucun de ces moyens n'arrive à arrêter l'hémorrhagie, tant que la poche non seulement n'est pas ouverte, mais encore que les membranes ne sont pas largement déchirées.

Et cette conduite de l'ouverture généreuse de la poche des eaux, vous la suivrez dans tous les cas d'hémorrhagie grave ; mais il est temps de préciser et de dire justement quels sont les cas où cette gravité vous commandera une manière de faire qui aura ordinairement pour résultat de compromettre la grossesse et de provoquer le travail prématurément.

Je ne me perdrai pas dans les détails de l'appréciation de la quantité de sang perdu, ni dans le nombre des hémorrhagies ; je dirai seulement que ces deux facteurs concourent à la nécessité d'intervenir par leur importance, mais, pour apprécier celle-ci, je me fierai à l'état du pouls, selon les principes de l'accoucheur de Baudelocque. Il est des femmes, dit-il, qui n'ont plus le droit de perdre du sang, quand elles ont été affaiblies assez pour que le pouls se maintienne constamment au-dessus de 100 pulsations, et, chez ces femmes-là, qu'elles perdent ou qu'elles ne perdent pas, au moment où vous les examinez, il faut agir, sous peine de les voir succomber, elles et l'enfant qu'elles portent, si vous tergiversez. Que la femme soit en travail, près du terme, tant mieux, vous aurez alors sauvé deux existences ; mais à une époque même où la grossesse ne peut vous faire espérer d'avoir un enfant viable, il ne faut pas hésiter, si vous voulez sauver la mère avant qu'elle soit exsangue.

Je vais encore mieux préciser :

Femme ayant eu une ou plusieurs hémorrhagies, arrêtées à point ; expectation si le pouls n'arrive pas à 100 pulsations et continue à être bien frappé ;

Femme perdant du sang malgré les injections chaudes et tout le traitement réconfortant possible : injections hypodermiques d'éther, de caféine, absorption d'alcool, de champagne frappé, de glace, etc., etc., en un mot, si l'hémorrhagie est incoercible, déchirez les membranes largement ;

Femme ne perdant plus, mais affaiblie, pâle, en proie à des faiblesses, des menaces de syncopes, le pouls au-dessus de 100 pulsations, faible, dépressible et fréquent, quelquefois incomptable, alors pas d'atermoiements, et, toute affaire cessante, intervenez de la même façon ; si vous ne voulez pas la voir expirer à la première goutte de sang qu'elle perdra encore.

Vous voyez que la conduite est simple quoique victorieuse,

et vous n'aurez pas d'effort de mémoire pour vous rappeler le traitement des hémorrhagies par insertion vicieuse du placenta.

Si c'est la présentation, qui, en s'engageant et s'engageant à fond dans l'excavation, produit le tiraillement effectif des membranes, il suffirait d'empêcher cet engagement pour prévenir cet accident. Eh bien, il suffira de faire garder le repos aux multipares, comme aux primipares et surtout à ces dernières, pour retarder l'entrée de la tête dans le bassin et la maintenir au détroit supérieur. Donc, chez une femme qui aura eu une première hémorrhagie, si légère soit-elle, le repos au lit dans la position horizontale est recommandé d'une façon absolue.

Si par l'examen, et, le toucher peut révéler la présence du placenta dans le voisinage du col, vous vous êtes rendu compte que le placenta est inséré bas, n'attendez pas qu'une perte sanguine vienne confirmer le diagnostic et prévenez-la par la même recommandation.

En somme, il faut retarder ou mieux empêcher l'engagement le plus longtemps possible pour arriver au travail, à l'effacement du col qui en est le premier stade, sans que la femme ait perdu de sang.

N'oubliez pas non plus que chez les multipares, il est un facteur qui peut, sans engagement, produire le tiraillement des membranes, par la distension anormale du segment inférieur de l'utérus. C'est la mauvaise présentation du fœtus, la présentation transversale qu'il faudra corriger par manœuvre externe.

Tels sont, Messieurs, les conseils que nous avons à vous donner en face de ces hémorrhagies dont vous avez vu plusieurs cas, soit à la Clinique, soit à la Maternité ; telle est la conduite à laquelle il faudra vous conformer, si vous voulez avoir la très grande satisfaction 1° de ne pas perdre de femme enceinte par le fait d'une hémorrhagie que vous pouvez presque toujours arrêter, 2° et de constater l'évolution normale de la grossesse.

VINGTIÈME LEÇON

MORT SUBITE PENDANT LA THORACENTÈSE CHEZ UNE FEMME GROSSE

MESSIEURS,

Il est du devoir le plus strict d'un professeur de clinique de ne laisser échapper aucun des faits instructifs et intéressants de son service, surtout quand ils sont plutôt exceptionnels, sans les signaler à l'attention de ses auditeurs et même les étudier avec eux. C'est ce que je vais faire aujourd'hui à propos de cette femme qui a succombé jeudi, à 4 heures du soir, à la Maternité dans les conditions que je vais vous dire et qu'il nous faudra expliquer :

Obs. — V. M..., épouse F..., 25 ans, primigeste, entre le matin à 11 heures, le 16 janvier 1902, dans un état alarmant, si alarmant qu'on ne craignait qu'elle succombât avant mon arrivée. On lui fait respirer de l'oxygène, on lui met des ventouses à la base de la poitrine pour combattre la dyspnée intense qu'elle présente et l'on prend des urines pour les examiner.

Le billet du médecin qui l'envoyait à l'hôpital portait albuminurie gravidique, c'était le Dr Pujol, notre ancien chef de clinique, qui sans doute la voyait pour la première fois, et, devant la gravité de la situation, sans examen approfondi, avait conseillé son entrée à la Maternité. Ce diagnostic quoique incomplet était exact, il y avait 6 grammes d'albumine.

Voici dans quel état nous trouvons la malade : assise sur son lit, elle est en proie à une anxiété respiratoire très pénible. Elle peut à peine répondre à mes questions, tant est grande l'anhélation, on ne peut la coucher pour l'examen, elle présente cette insuffisance respiratoire qui caractérise l'orthopnée. Le visage exprime l'inquiétude. Pas de bouffissure de la face cependant, pas de coloration jaune des sclérotiques, la langue est sèche, il n'y a pas eu de vomissements, il y a un râle trachéal intense. Le ventre est gros, non seulement du fait de la grossesse qui, d'après la malade, ne serait que de 4 mois, mais aussi de par l'ascite qui l'accompagne. Les membres inférieurs sont très enflés, les supérieurs le sont, mais à un moindre degré. Le palper est difficile ; on trouve pourtant le fond de l'utérus au-dessus de l'ombilic et on limite mal le foie qui semble augmenté de volume, à la percussion. L'auscultation obstétricale est impossible à raison de la rapidité de la respiration bruyante de la malade. Le pouls est petit, fréquent, d'une tension faible (11°), mais l'enflure des mains ne permet pas de donner une signification précise à cet examen.

La percussion de la région précordiale nous laisse hésitant, l'auscultation du cœur, difficile, nous fait croire cependant qu'il est déplacé, le choc de la pointe est en dedans du mamelon, près du sternum.

La percussion de la poitrine donne une matité considérable, de tout le côté gauche, de l'épine de l'omoplate à la base en arrière, et, en avant, de la clavicule à la région précordiale avec laquelle elle se continue. Il n'y a pas de bruit skodique dans le triangle sterno-claviculaire. A droite, à la base, il y a également de la matité, sur une hauteur de 3 travers de doigt. A l'auscultation : à gauche, silence, un peu de souffle costo-vertébral à la partie supérieure ; à droite, ronchus sonores et absence de tout bruit en bas. L'égophonie est impossible à constater, la malade pouvant ne parler qu'avec peine et fatigue, il y a de la pectoriloquie aphone. Pour la même raison de fatigue, les vibrations thoraciques ne peuvent être recherchées. En présence de ces signes physiques, il n'est pas douteux que la malade ne présente un énorme épanchement pleurétique à gauche et un peu de liquide à droite. Cet épanchement coïncidant avec une absence de fièvre, de température qui n'était que de 37°2, nous l'appellerons, si vous le voulez bien un hydrothorax ou hydropisie de poitrine, car il exprime non pas le résultat d'une inflammation pleurale mais une exsudation séreuse, au même titre que s'est montré le liquide ascitique et l'œdème des membres inférieurs. De plus, en admettant ce processus d'analogie, même en dehors des autres signes, nous devons rejeter l'idée d'un épanchement purulent et nous en tenir à la nature séreuse du liquide épanché.

Messieurs, quand on est venu me demander mon concours auprès de cette malade, et durant qu'on m'expliquait le cas, c'est-à-dire avant de l'avoir examinée, je venais à l'hôpital avec l'arrière-pensée de provoquer l'accouchement prématuré, accéléré, d'après la méthode décrite et les faits récemment publiés par Fieux (de Bordeaux), et je me disais pour justifier d'avance cette proposition : albuminurie gravidique grave, cœur malade, asphyxie menaçante, l'évacuation de l'utérus pourra peut-être remettre les choses en état. Je ne savais pas alors que la grossesse était si peu avancée et entre parenthèse je vous dirai que plus on est loin du terme de l'accouchement et plus la difficulté d'obtenir le travail, la dilatation, est grande. Je ne savais pas non plus qu'il y avait une autre cause de dyspnée, d'anhélation, d'asphyxie ; car notez-le bien, l'empoisonnement du sang produit aussi l'asphyxie gravidique et quelques-uns d'entre vous pourront se rappeler une femme, couchée au n° 2 de la clinique, qui succomba avec tous les signes de l'asphyxie, par cette cause toxique. Elle avait un rein atrophié et tuberculeux d'un côté, et l'autre à l'état rudimentaire.

Mais dans le cas qui nous occupe aujourd'hui, le plus pressé n'était pas de provoquer le travail, mais bien d'évacuer la poitrine. Oui ! l'indication pressante devant cette gravité, cette menace, c'était la thoracentèse, et elle était d'autant plus formelle que les classiques vous disent d'une façon péremptoire qu'il n'existe aucune contre-indication de cette intervention et que si elle est inutile dans les périodes d'augment de la pleurésie, elle ne peut être, à la période d'état, qu'utile ou même urgente. Pour le professeur Dieulafoy, qui a si bien étudié cette question, en dehors même de la dyspnée, quand le liquide, pense-t-on, dépasse 1.800 grammes, il ne peut y avoir d'hésitation, la thoracentèse s'impose. Jugez donc, dans notre cas, où nous avions, sur les signes que je vous ai dits, diagnostiqué un épanchement très abondant, si nous pouvions hésiter et ne fallait-il pas augmenter la surface d'hématose si compromise, la surface oxydante si diminuée, de l'organisme ? Il le fallait d'autant plus et d'autant plus vite que la malade avait déjà eu une syncope peu avant mon arrivée et vous savez quel signe pronostique fâcheux est cet accident dans la situation pathologique, en présence de laquelle nous nous trouvions.

Eh bien ! nous avons pratiqué la thoracentèse et malgré le résultat, notre conscience ne nous reproche rien,

La malade est couchée sur des coussins formant plan incliné. Après avoir rapidement aseptisé la région, nous pratiquons une ponction avec le trocart Potain n° 2, dans la 8e espace intercostal gauche, sur la ligne axillaire. Immédiatement il s'échappe dans l'appareil évacuateur une sérosité, couleur marc de café, et à peine en est-il sorti un verre que la femme devient livide, violacée, se cyanose de plus en plus et meurt malgré tous les soins les plus empressés pour la faire revenir (éther, traction rythmée de la langue, respiration artificielle, courants continus sur le pneumogastrique, etc.). Il va sans dire que nous avions cessé l'aspiration dès que nous perdions l'espoir de voir s'arrêter l'asphyxie.

En présence de cette mort si soudaine, si brusque, si brutale dirai-je, nous nous sommes reproché d'avoir pratiqué la ponction sans anesthésie locale préalable, et aussi d'avoir fait maintenir la femme par les bras et un peu trop penchée sur le côté droit. Vous savez en effet ces deux choses là : 1° que, chez les malades affaiblis, le moindre traumatisme réveille des réflexes disproportionnés qui peuvent avoir, par une inhibition exagérée, les conséquences les plus fâcheuses; 2° que les malades, ayant un épanchement abondant de la plèvre d'un côté, se couchent sur ce côté pour éviter la compression et respirer plus librement. De plus, le jeu du diaphragme étant gêné quand il y a plénitude de l'abdomen et du liquide pleurétique à la base de la poitrine, la respiration est d'autant plus costale supérieure que l'épanchement est plus abondant, d'où la nécessité de mettre à contribution les muscles pectoraux dont la contraction a été gênée, ici, par la contention des bras. A ces deux reproches, je répondrai qu'il fallait se presser et que nous n'avions pas sous la main de quoi faire l'anesthésie, secondement que cette femme était très difficile à maintenir dans une position favorable pour elle et commode pour l'opérateur.

Messieurs, l'autopsie qu'a pratiquée M. Leclerc, notre interne, d'une façon pas aussi complète qu'il l'aurait désirée, va nous éclairer d'un nouveau jour et rassurer une seconde fois notre conscience, car elle nous prouvera que, qu'elle qu'ait été notre conduite, la mort se serait produite fatalement et à brève échéance.

Autopsie. — *Aspect extérieur* : œdème considérable des membres inférieurs et de la région lombaire : gardant nettement l'empreinte digitale.

Incision : tissus infiltrés de sérosité.

Thorax : épanchement volumineux à gauche (5 à 6 lit.), liquide trouble, hématique.

Le *poumon* de ce côté forme un moignon du volume du poing refoulé à droite de la ligne médiane.

Le *péricarde* entouré de brides fibreuses, englobe comme dans une prison, le cœur qui est repoussé en masse du côté droit.

A droite, léger épanchement en arrière.

Adhérences nombreuses au sommet du poumon fortement repoussé en avant, ce qui contribue encore à comprimer les organes du médiastin.

Cœur : poids : 180 grammes. Nanisme : — pas de lésions orificielles ; parois ventriculaires gauches très développées, avec une cavité fort réduite : — ventricule droit atrophié.

Abdomen : liquide épanché peu abondant.

Utérus : le fond de l'utérus dépasse l'ombilic d'un gros travers de doigt. Sans l'ouvrir nous enlevons cet organe en entier pour le faire congeler. Poids : 2 kilogrammes.

Des adhérences nombreuses unissent la face supérieure du foie aux organes voisins: — d'énormes ganglions lymphatiques se dessinent dans ces travées : — la veine cave, les vaisseaux afférents et efférents du foie sont unis par des brides conjonctives, il n'est pas possible de retrouver l'hiatus de Winslow.

Foie : poids : 2.650 grammes ; apparaît comme farci tant à l'extérieur qu'à l'intérieur de kystes, une vingtaine au moins présentant des dimensions variables (œuf de poule, noix, noisette), et remplis les uns d'un liquide limpide comme l'eau de roche, les autres d'un liquide trouble et même purulent. Sur une coupe, dans les espaces où il existe encore, le tissu hépatique ne paraît pas altéré.

La vésicule biliaire est très réduite de volume.

L'examen au microscope du contenu des kystes nous a permis de reconnaître des crochets d'hydatides.

Rein : poids : 125 grammes ; congestionné ; capsule non adhérente ; petits kystes de néphrite interstitielle.

Rate : poids : 120 grammes.

Messieurs, cette note est plus éloquente que tout ce que je pourrais vous dire ! et pour justifier notre conduite, et pour expliquer la mort de la malade. En effet, sans parler de l'état du cœur, et de quel cœur, bridé par des adhérences pleurales des deux côtés, le foie de cette femme, altéré depuis longtemps, devait être à peine suffisant pour la laisser vivre à l'état de vacuité, à plus forte raison cet organe est-il devenu insuffisant pendant la grossesse et c'est cette insuffisance qui a amené son hépato-toxémie, les désordres que nous constatons dans tout l'organisme : albuminurie, congestion rénale, épanchement de sérosité partout et peut-être, si l'on avait pu faire une autopsie plus complète, migrations d'hydatides dans divers organes, comme on le voit quelquefois et comme nous en avons observé à la clinique, il y a deux ans, un cas qui a été publié, où des hydatides du foie avaient pérégriné dans l'épiploon et même dans le petit bassin. Je citerai, pour simple rapprochement, publié par Fredet (de Clermont), un cas de mort subite, due à l'évolution lente et insoupçonnée d'un cysticerque de la protubérance annulaire.

Les cas de mort subite dans les épanchements pleurétiques ont été, quoique heureusement rares, signalés depuis longtemps, puisque Lancisi, Morgagni, Stell, en citent des exemples. Puis Chomel, Trousseau, qui l'ont attribuée à la syncope, due dans les épanchements abondants du côté gauche à la torsion des gros vaisseaux du cœur déplacé. Bartels (1868) l'attribue à la coudure de la veine cave inférieure. Mais que dire alors des épanchements moyens du côté droit, où Dieulafoy dans les 2/3 des cas sur 40 observations de mort subite l'a observée. Le cœur déplacé, ainsi qu'il l'a dit et que l'a démontré Peter anatomiquement, n'entraîne pas la torsion des gros vaisseaux et ce n'est pas en reprenant sa place après la ponction qu'il peut causer la mort. Aussi a-t-on cherché à expliquer celle-ci par d'autres causes ; Reynaud, par la dégénérescence granulo-graisseuse du cœur ; Comby, par une altération du myocarde, due à la compression et l'inopexie ; enfin Blachez, par un caillot oblitérateur d'une grosse branche de l'artère pulmonaire ; mais pourquoi pas, dit Peter, dans les dernières ramifications de l'artère pulmonaire où le cours du sang est plus entravé par le défaut d'aspiration du poumon et la compression de cet organe ?

La mort peut aussi survenir par thrombose cérébrale ou par anémie cérébrale ou encore, comme on l'a prétendu, par congestion pulmonaire, quand le liquide est évacué trop rapidement.

Dans notre observation, aucun de ces facteurs, s'ils ont contribué à la terminaison funeste ne peut être invoqué, au moins séparément, et je me rangerai, tout en accordant une grande importance à l'état du cœur, affecté de nanisme et dont le ventricule droit était atrophié chez notre malade, à la compression des poumons, aux adhérences pleuro-péricardiques, plutôt à l'idée d'un réflexe bulbaire par l'irritation, si minime qu'elle ait été, des nerfs du poumon ou de la plèvre, dans un organisme affaibli et intoxiqué.

Leven, en 1876, a cité un cas semblable où, comme dans le nôtre, il ne pouvait y avoir ni congestion pulmonaire, ni anémie cérébrale, ni syncope, car notre malade est morte asphyxiée par réplétion du système veineux, par suppression brusque du peu d'hématose qui lui restait. Et à propos du fait de Leven, présenté à la Société de médecine des hôpitaux, Charcot a rappelé que certains malades sont pris d'accès de toux pendant lesquels ils tombent foudroyés, et il a rapproché ces cas de ceux où pareille chose se passe dans la maladie de Ménière.

Je trouve dans le fonctionnement de la Clinique Baudelocque, 1893, observation 326, un cas qui peut sous plusieurs rapports, se rapprocher du nôtre et où la mort ne s'est pas produite durant l'intervention, mais peu après.

Comme nous, le Dr Lepage fit l'autopsie et trouva, outre des adhérences pleurales, une double lésion aortique et mitrale.

Obs. 326. — (Clinique Baudelocque). — La nommée P..., 30 ans, entre à la Clinique le 6 mars, à midi. Elle présente un œdème généralisé ; pas d'albumine dans les urines. A l'auscultation, on trouve une lésion cardiaque très accusée (souffle au 1er temps). Elle a déjà accouché 5 fois spontanément. Grossesse actuelle : ne se souvient pas de la date des dernières règles ; enceinte de 8 mois environ. Œdème, dyspnée depuis le début de la grossesse. Le sommet se présente en DT.

Le 7 mars, l'état de cette femme s'aggrave un peu dans la journée ; à 7 heures du soir, elle est assise sur son lit, respirant avec quelque difficulté, parlant facilement, sans cyanose. Pouls fréquent et petit, bruits du cœur sourds, bruit de souffle intense, œdème des membres inférieurs.

La femme se tient facilement assise ; déformation de la paroi thoracique du côté droit, les espaces intercostaux sont un peu distendus ; matité remontant jusqu'au-dessus de l'angle de l'omoplate. Absence de murmure vésiculaire à la base droite. A gauche : sonorité normale, quelques râles à la base.

Bien que l'état général de cette femme ne semble pas très inquiétant, malgré l'existence d'un épanchement pleurétique assez abondant et l'affection cardiaque, M. Lepage croit préférable de vider partiellement la plèvre. A 8 h. 45 du soir, le 7 mars, après avoir désinfecté l'appareil de Potain, il fait une ponction dans l'espace intercostal situé au-dessous de l'angle de l'omoplate et près de la ligne axillaire : du liquide citrin s'échappe aussitôt, l'évacuation se fait lentement dans l'appareil.

La malade qui avait à 7 heures la toux sèche, quinteuse de la pleurésie, ne tousse pas pendant toute la durée de l'évacuation du liquide. Après en avoir retiré 1.500 grammes, M. Lepage enlève le trocart et fait l'occlusion au collodion.

La malade est soulagée pendant quelques minutes et nous remercie de l'avoir ponctionnée. Dix minutes environ après la ponction, elle se met à tousser, se cyanose et expectore abondamment; les lèvres sont noirâtres, les pommettes cyanosées, le pouls misérable; la femme expectore quelquefois à chaque minute avec efforts de vomissements.

Lorsqu'elle a expectoré, elle se décolore un peu; mais en quelques secondes la cyanose se reproduit (sinapismes, ventouses, injection hypodermique d'éther, de caféine, inhalation d'oxygène, etc.). Pendant plus d'une heure, ce supplice continue; vers 9 h. 40, il semble que la situation s'améliore, la face est moins violacée, mais bientôt l'expectoration cesse, la cynose augmente et la femme succombe,

Deux minutes après, incision de la paroi abdominale, de l'utérus et du placenta, par M. Lepage, qui extrait un fœtus du sexe masculin, du poids de 2.100 grammes, qui fait des mouvements respiratoires, dont le cœur bat, mais qui cesse de respirer à 1 heure du matin.

A l'autopsie, on trouve du liquide dans la cavité pleurale qui est sillonnée par des adhérences anciennes. Le cœur présente une double lésion aortique et mitrale.

Notez, Messieurs, que dans ce cas, comme dans le nôtre, le cœur était malade et que, non seulement il était malade, chez notre femme, mais qu'il était déplacé et atrophié ou infantile. Notez en plus l'état des autres organes.

Je vous demande pardon d'avoir empiété aujourd'hui sur le domaine de mes collègues qui occupent avec tant de distinction nos chaires de clinique exclusivement médicales, mais je l'ai fait sinon avec appréhension, au moins avec la plus extrême réserve et tout juste pour expliquer des processus pathologiques qui doivent être connus de tous les médecins y compris les accoucheurs. Et pour conclure je dirai :

Il résulte de tout cela que si l'épanchement pleurétique est heureusement rare dans la grossesse, quand il existe, il ne comporte pas, et du fait de la gravidité, une méthode particulière de traitement, si ce n'est la plus grande prudence non pas pour rejeter l'intervention, mais pour pratiquer la thoracentèse avec toutes les précautions possibles. Et s'il faut, coûte que coûte, évacuer le liquide, il faut se souvenir que la mort subite peut arriver, alors même qu'on peut se rendre cette justice qu'on ne l'a pas provoquée, et vous trouverez toujours, surtout par la nécropsie, une raison qui l'expliquera et dégagera votre responsabilité.

VINGT-ET-UNIÈME LEÇON

PHLÉBITE GRAVIDIQUE ET PHLEGMATIA ALBA DOLENS

Messieurs,

Nous venons de voir dans le service des accouchées la femme qui avait une phlébite au n° 3 de la salle Sakakini. Au n° 11 de la même salle était une petite primipare qui avait accouché en ville et qui avait une phlegmatia alba dolens puerpérale. Cette dernière femme vient de sortir, et je veux, avant que vous ayez perdu le souvenir de son observation, de la comparaison de ces deux malades tirer aujourd'hui quelques enseignements qui vous seront profitables.

Tout d'abord, je vous ferai remarquer que la femme grosse à terme du n° 3 avait sa phlébite au membre inférieur droit, celle du n° 11 du côté gauche. C'est en effet le plus souvent à gauche que l'on observe la phlegmatia alba dolens qu'à droite, quant à la phlébite des femmes grosses ce serait au contraire plutôt à droite. Evidemment cette règle souffre des exceptions, mais cette localisation préférée est déjà une différence entre ces deux affections, portant toutes deux sur le système veineux, différence en rapport avec la nature même de la maladie, comme vous allez le voir.

La phlébite de la femme enceinte est due à un traumatisme, à une fatigue excessive et est presque toujours une complication survenant chez la femme qui a des varices ; la phlegmatia est au contraire une manifestation tardive de l'infection puerpérale et voilà comment s'explique la phrase très catégorique que vous trouvez dans Ribemont-Dessaignes et Lepage : « Il faut savoir qu'une femme qui a eu une phlébite pendant sa grossesse n'est pas plus exposée qu'une autre à avoir une phlegmatia alba dolens. »

L'apparition, la forme et le type des deux maladies sont différents : en effet, c'est à la suite d'un coup, d'un effort, d'une fatigue qui ont produit dans le membre variqueux une inflammation limitée d'abord, qu'apparaît le gonflement du membre malade chez la femme enceinte, gonflement favorisé par la compression du globe utérin, quoi qu'en dise Vinay, sur les gros troncs veineux, ce qui explique que c'est le plus souvent à droite qu'il siège. C'est à la suite de phénomènes infectieux, passés quelquefois inaperçus, car ils sont souvent peu accusés, que se produit la phlegmatia chez l'accouchée. La maladie guérit chez la première par le fait de l'accouchement, elle peut durer presque indéfiniment chez la seconde. Elle est donc incontestablement plus grave chez celle-ci que chez celle-là. C'est que la phlegmatia de l'accouchée est accompagnée de thrombose, ce qui est extrêmement rare dans la grossesse. Or cette thrombose joue le rôle prépondérant dans la maladie et a donné lieu à des théories variables dans l'histoire de sa genèse, sans qu'on n'ait jamais mis en doute sa réalité.

Bien que Mauriceau, Puzos, Levret aient observé et décrit l'œdème qui survient chez certaines accouchées, le rapportant à des déplacements d'humeur, du lait surtout, qu'en 1784 Roberth White ait localisé l'affection dans le système lymphatique, comme le rappelle Funck-Brentano dans un excellent mémoire, 1900, ce n'est qu'en 1823 que la phlébite a été mise en avant, pour expliquer l'œdème, par David Davis. Cet auteur assignait au début des phénomènes inflammatoires la paroi veineuse, comme siège, son épaississement, puis la formation de fausses membranes et la coagulation du sang ; quelquefois la suppuration destructive des caillots. En France, en 1824, Bouillaud fit une étude magistrale de cette question et Trousseau dans ses *Leçons cliniques* ne manque pas de lui rendre pleine justice. En 1826, Guthrie démontre que le point de départ de tous les phénomènes est l'utérus et Robert Lea, trois ans après (1828), que c'est des sinus utérins eux-mêmes que procède la maladie. Cruveilhier accepte la théorie de Davis, 1834. « Le sang, dit-il, chargé des principes irritants agit sur la paroi veineuse et le premier phénomène est sa coagulation. » Malgré la théorie contradictoire de Bouchut, 1844, de Virchow, 1854, qui assigne à la phlegmatia comme phénomène initial et primordial la thrombose, la phlébite n'étant plus que l'irritation de l'endothélium par le caillot, on revient après les travaux de Vulpian, Renaut et Troisier, à la théorie de Cruveilhier. Celle-ci a reçu, depuis les connaissances que nous avons acquises sur le rôle des microbes dans les maladies, une nouvelle consécration et sans parler des recherches de Hervieux, Doléris et Hutinel, nous arrivons, je le crois du moins, à la pleine lumière avec la thèse si remarquable de Widal, 1889, et celle de Vaquez, 1890, sur les thromboses cachectiques, déjà signalées par Bazin.

Widal a démontré que la phlegmatia était un accident puerpéral au même titre que d'autres accidents infectieux et comme eux, fonction du même élément pathogène, le streptocoque ! et voici expliquée sa genèse : Il y a migration du streptocoque dans le sang ; fixation dans les valvules veineuses, d'où irritation de l'endothélium de la paroi du vaisseau ; comme résultat : prolifération embryonnaire entraînant la formation de bourgeons endophlébitiques et dépôt sur eux du sang en réticule fibreux. Telle est l'origine du thrombus qui adhère à la paroi veineuse dès son apparition ; qui est donc consécutif au processus microbien et non primitif. Mais après ces phénomènes, la paroi moyenne et la paroi externe de la veine ne tardent pas à être englobées dans le travail pathologique qui fait en définitive d'un vaisseau perméable un cordon fibreux, plus ou moins dur et sensible sous la peau.

Si vous lisez dans vos classiques la phlébite traumatique,

vous verrez combien diffère ce processus au point de vue de son évolution. Vous verrez, ainsi que l'a dit Budin, dans sa thèse d'agrégation, que jamais, ou presque jamais la phlébite gravidique n'est susceptible d'infarctus et que si, comme l'avait déjà décrit Trousseau, de la fibrine par ralentissement du cours du sang, peut se déposer dans les valvules veineuses ou dans les ampoules variqueuses, il peut y avoir embolie, il y a bien plus souvent phlébite adhésive, ce qui, comme nous en avons cité deux cas en 1879, peut-être pour les varices enflammées un processus curatif.

Je ne veux pas m'étendre plus longuement sur ces questions théoriques et si je vous ai dit quelques mots d'historique, c'était pour vous montrer les étapes parcourues jusqu'à cette conception vraie, parce qu'elle est prouvée, du rôle de l'infection dans la phlegmatia et parce qu'au point de vue pratique, clinique, vous aurez tout avantage à admettre cette idée que confirment les faits que vous observez.

Mais ne perdons pas de vue nos deux malades et lisons leurs observations. Voici d'abord celle de la phlébite gravidique :

Obs. I.—Le passé pathologique héréditaire et personnel de la malade ne présente aucune particularité. Réglée à 13 ans, régulièrement. Bon état général. Varices des membres inférieurs.

C'est une multipare de 11, tous du même père.

1er A 20 ans, première grossesse, une fille, morte à 7 ans du croup.

2e A 22 ans, 2e, garçon, mort à 16 mois, entérite.

3e A 23 ans 1/2, fille en bonne santé.

4e A 26 ans, fille bien portante.

5e A 28 ans, garçon bien portant.

6e A 29 ans, fille bien portante.

7e 31 ans, fille morte à 4 mois ; au 8e mois de la grossesse rhumatisme articulaire (douleurs dans le genou gauche) guérison après l'accouchement.

8e A 33 ans, fille morte à 13 mois (méningite).

9e A 35 ans, fille en bonne santé.

10e A 36 ans, garçon en bonne santé.

11e Grossesse actuelle. Les dernières règles ont eu lieu le 20 septembre.

Les premiers mouvements actifs à la fin de décembre.

Les trois premiers mois ne présentèrent rien d'anormal.

A la fin de décembre, aux environs de la Noël elle ressent une légère douleur dans la jambe droite ainsi que dans l'articulation du genou droit.

Elle a de temps à autre des crampes et des fourmillements dans la jambe. Mais à aucun moment elle n'eut de la température. Elle continua son travail.

Mais bientôt elle s'aperçoit que son pied droit grossit, en même temps que les douleurs deviennent plus fortes. Elle continue malgré cela à travailler et même elle pique à la machine.

Au commencement de juin cependant, le membre inférieur droit présente un œdème généralisé, les mouvements deviennent impossibles et la malade est obligée de s'aliter. Elle entre à l'hôpital le 7 juin 1904.

L'œdème remonte jusqu'au pli de l'aine, les mouvements sont impossibles, le moindre attouchement provoque des cris. La malade accuse de fortes douleurs sur la face interne de la cuisse et dans le mollet. Le membre offre une peau lisse, blanche ne présentant aucun godet par la pression. On trouve de fines arborisations venues à la face postérieure, surtout au creux poplité. Dans le canal de Hunter on perçoit un cordon volumineux dur, très douloureux. La température est 38°.

On entoure le membre inférieur dans des compresses imbibées de la solution saturée de chlorhydrate d'ammoniaque, suivant la formule de Pinard.

Immobilité absolue.

Le fœtus est en OIGA. Le ventre est très développé. La tension artérielle est de 12 1/2.

18 *juin*. — L'œdème a légèrement diminué, mais les douleurs sont toujours très fortes et l'impotence est complète. Elle urine avec peine, très peu à la fois. Pas d'albumine dans les urines.

22. — Dans la nuit du 22, la malade présente des douleurs utérines, elle a un commencement de travail. On la transporte à grand peine à la salle de travail, car le membre inférieur droit est impotent et très douloureux.

23. — A 11 heures. Accouchement d'un enfant du sexe masculin du poids de 4.100 grammes, placenta 600 grammes, longueur 50 centimètres.

L'accouchement ne présente aucune anomalie.

Cette femme a en outre de l'hypertrophie du corps thyroïde ; il y a un peu d'exophtalmie, rien du côté du cœur.

Vous voyez que l'accouchement, c'est-à-dire la déplétion d'un utérus qui contenait beaucoup de liquide amniotique et un fœtus de 4.100 grammes avec un placenta de 600 grammes, tout cela tient beaucoup de place, et il n'est pas difficile d'admettre une compression des gros troncs veineux amenant l'œdème du membre et la dilatation veineuse par le retard apporté à la circulation en retour ; vous voyez, dis-je, que l'évacuation de la matrice a eu vite raison de cette phlébite qui durait cependant depuis cinq à six mois. Nous constatons aussi avec plaisir que malgré cet accident gravidique, les couches ont été normales, apyrétiques et qu'il n'y a eu ni continuation, ni récidive de l'affection, en d'autres termes que la phlébite de la grossesse n'a pas produit de phlegmatia alba dolens !

Voyons maintenant la seconde observation :

Obs. II. — La malade est une femme de 30 ans, n'offrant aucun passé pathologique, personnel ou héréditaire. Elle ne présente aucune trace d'affection spécifique. Aucun soupçon de tuberculose. On ne trouve rien ni du côté du tube digestif ni du côté de ses diverses glandes. Les urines ne contiennent pas d'albumine.

Le 10 *avril* elle a accouché, à terme, d'un enfant vivant sans accident. Sa grossesse n'avait présenté aucune particularité, c'est une primipare.

Les suites de couches furent d'abord apyrétiques, lorsque le 8e jour elle eut un léger frisson et un peu de fièvre ; cet état dura jusqu'au 13e jour, puis revint à la normale.

2 *mai*. — Nouvelle poussée de la température avec douleurs dans le membre inférieur gauche ; et dans le flanc gauche.

La jambe gauche est lourde, les mouvements sont difficiles, la malade ressent des crampes dans le mollet.

4. — Elle s'aperçoit que la cuisse gauche est plus grosse que la droite, et l'impotence devient de plus en plus grande.

12 mai 1904. — Elle entre à l'hôpital à la clinique obstétricale, lit n° 11.

Elle présente de l'œdème du membre inférieur gauche. La peau est lisse, d'un blanc mat, la pression des doigts ne forme pas de godets.

Le membre est en légère rotation externe, un peu fléchie : reposant sur le lit par sa face externe.

On délimite facilement une zone douloureuse le long du canal de Hunter, et l'on perçoit quelques nodosités au-dessous du pli inguinal.

Les douleurs s'étendent le long de la face interne de la cuisse et dans le creux poplité ; il existe de l'hyperesthésie du membre inférieur.

Il n'y a pas d'albumine dans les urines. Température 38°. On enveloppe le membre malade dans des compresses imbibées de chlorhydrate d'ammoniaque (formule de Pinard), solution saturée. Il n'existe aucune lésion des organes génitaux (pas de douleurs, pas de pertes).

15. — La température est tombée à la normale. L'œdème a légèrement diminué.

20. — L'œdème a complètement disparu. On ne sent aucune nodosité le long de la saphène. La malade se lève.

29. — La malade sort complètement guérie.

Combien différente est cette observation de la première ! Vous voyez que c'est après l'accouchement, après trois semaines que débute la maladie. Vous avez vu cette femme couchée dans son lit la jambe dans une gouttière ; sa température n'a été qu'une seule fois de 38°, le jour de son arrivée : de sorte que durant son séjour à l'hôpital comme cette température a été sans cesse au niveau de la normale, vous pourriez croire que la phlegmatia est une affection apyrétique. Cela n'est vrai, et encore y a-t-il des exceptions que pour la période d'état de la maladie, mais au début, quelquefois longtemps avant l'apparition du gonflement, il y a toujours eu de la fièvre, toujours de l'élévation thermométrique. Notez que, chez notre malade qui n'y a pas échappé, le 8e jour, après sa couche il y a eu un frisson, suivi de fièvre jusqu'au 13 ; puis le 2 mai, nouvelle poussée, s'accompagnant de douleur dans le mollet gauche. Le 4, gonflement ; le 12, elle se fait transporter ici.

Pinard insiste avec raison sur ces accidents infectieux, plus ou moins apparents, plus ou moins courts, qui se traduisent par une élévation de température qui ne fait jamais défaut et que l'on trouve toujours dans les observations quand on la recherche avec soin.

Cet auteur a attiré l'attention sur ce qu'on peut appeler les symptômes précurseurs de la phlegmatia alba dolens. Il en a donné plusieurs spécimens dans son *Traitement de l'infection puerpérale*, en collaboration avec Wallich. Ce sont des phénomènes thoraciques qui se révèlent au clinicien par des douleurs de poitrine et surtout de l'épaule droite. Ces douleurs, prises d'abord pour des névralgies, sont ensuite mises sur le compte de complications pulmonaires, mais celles-ci affectent un caractère bizarre et par leur marche irrégulière font hésiter le praticien, le plus expérimenté en auscultation, dans la précision du diagnostic : au fond, ce sont de petites embolies pulmonaires.

Les hasards de la clinique nous ont permis de vous montrer couchée au n° 7 de la salle des accouchées une femme dont l'observation est un type de ces accidents :

Obs. III. — Cette femme primipare a accouché à la clinique le 5 juin 1904. Ses antécédents pathologiques sont nuls et son état de santé paraît avoir toujours été satisfaisant.

Lorsqu'elle entra à la clinique obstétricale, au commencement du travail, elle présentait de l'albuminurie, un œdème blanc, caractéristique, de la paroi abdominale et des membres inférieurs et de la rétention d'urine : la vessie, contenant près de trois litres d'urine formait une seconde tumeur au devant de l'utérus.

Après une période de dilatation dont la durée fut normale ; trois heures après la dilatation complète, l'utérus se contractant mal et les bruits fœtaux s'assourdissant, M. Giraud dut procéder à une application de forceps qui permit d'amener en O. S. un fœtus volumineux, du poids de 3 400 grammes, en état de mort apparente. Il s'était présenté en occipito-postérieure gauche.

Les jours suivants les suites de couches furent régulières, mais le 15 juin, onze jours après l'accouchement, la température s'éleva à 40° ; on procéda à une injection intra-utérine et à un examen approfondi qui permit de constater que l'utérus était sain, mais que la paroi postérieure du vagin présentait une déchirure qui suppurait légèrement. En même temps phénomènes congestifs pulmonaires à droite, puis à gauche et finalement épanchement pleurétique à gauche. La fièvre cède le 21 au soir, le 22 : 37°5.

23 *juin*. — 19° jour après l'accouchement, la plaie vaginale est cicatrisée, la température monte à 39°7 et la malade accuse une sensation de douleur et de pesanteur au niveau de la cuisse droite. Tout

le membre inférieur droit est d'ailleurs envahi par un œdème dur, lisse et douloureux.

Cet œdème unilatéral, bien différent de celui que cette femme présentait le jour de son accouchement, accompagné de température et de douleur, ne peut être dû qu'à une phlébite, les urines sont d'ailleurs redevenues normales.

On institue donc le traitement préconisé par Pinard et en usage dans la clinique : repos absolu, et deux fois par jour pansements humides en arrosant le membre, avec une compresse imbibée d'une solution saturée de chlorhydrate d'ammoniaque, du même liquide.

28. — Eruption de vésicules arrondies, cessation du pansement, poudre d'amidon.

29. — La température redevient normale, les symptômes généraux se sont amendés : la douleur et l'inappétence ont disparu, mais l'œdème subsiste toujours et la phlébite paraît évoluer lentement vers la guérison. Il n'y a plus eu de température. Il n'y a plus qu'une poussée furonculeuse.

C'est sans doute au staphylocoque qu'est dû ce reste d'infection ; mais vous avez vu évoluer, chez elle, avant le développement tardif de la phlegmatia, toute une série d'accidents pulmonaires qui étaient bien de nature infectieuse.

Comme le professeur Pinard, je prendrai texte de cet exemple pour vous dire, car tous les cas ne sont pas aussi bénins, que c'est dans le traitement sévère des premiers et des moindres accidents primitifs qu'il faut chercher la prophylaxie de cette complication tardive des couches. C'est surtout en ne laissant lever vos femmes que très tard, lorsqu'elles auront eu quelque élévation de température au début et à plus forte raison lorsqu'elles auront subi une intervention.

Je ne saurais trop vous recommander une grande circonspection à cet égard ; car en dehors des ennuis, des souffrances, des longueurs de la phlegmatia, il y a un danger bien plus grand, rare il est vrai, mais qui peut venir vous surprendre et vous atterrer : c'est la mort subite de ces femmes par embolie.

Vous savez ce qu'on entend par embolie ? C'est le détachement et la migration d'un caillot, d'un fragment de ce caillot qui fournit la thrombose veineuse, filant de veine en veine, des plus petites vers les plus grosses, d'une branche de la fémorale, la saphène interne par exemple, vers le tronc, vers l'iliaque externe, puis l'iliaque primitive et enfin la veine cave. La disposition de plus en plus large de ces troncs veineux facilite le passage du caillot dans le courant sanguin vers le cœur. Mais là le caillot stagnera dans l'oreillette droite, arrêté par l'orifice tricuspide, ou, s'il est assez petit ou assez allongé, pourra s'engager dans le ventricule droit et l'artère pulmonaire. Dans ce dernier vaisseau il sera sûrement arrêté au niveau des divisions de cette veine artérielle, c'est-à-dire au moment où l'arbre circulatoire se rétrécira et affectera une disposition inverse à la grande circulation veineuse.

J'ai tenu, sans vouloir approfondir la question, à vous indiquer cette double marche possible du thrombus détaché, pour vous expliquer seulement les deux genres de mort auxquels peuvent succomber les malades ; soit par le cœur, par syncope ; soit par les poumons, par asphyxie ; dans les deux cas, il est rare qu'elles puissent survivre à cet accident.

J'ai connu plusieurs familles qui ont eu à déplorer semblable catastrophe ; entr'autres une très connue et ayant une grande situation à Marseille, c'était dans la clientèle du Dr Roberty, un de nos maîtres, qui en avait été très affligé. Ce qu'il y eut d'aussi curieux que malheureux, c'est qu'à quelques mois d'intervalle deux jeunes femmes, deux sœurs, primipares, moururent de la même façon tragique le premier jour qu'elles s'étaient levées.

Ayez donc toujours présente à l'esprit la possibilité de ces morts foudroyantes contre lesquelles il n'y a rien à faire et tâchez au moins en pareille éventualité de n'avoir pas quelque imprudence à vous reprocher, si vous voulez n'avoir pas de remords !...

VINGT-DEUXIÈME LEÇON

SYMPHYSÉOTOMIE. — OPÉRATION CÉSARIENNE

MESSIEURS,

Les hasards de la clinique nous offrent la bonne fortune, après avoir étudié les viciations du bassin rachitique, de pouvoir traiter cette question, si intéressante, de l'intervention obstétricale dans ces bassins, alors que l'angustie pelvienne met un obstacle insurmontable à la sortie d'un fœtus vivant. Nous venons en effet d'observer deux cas qui semblent choisis pour la démonstration pratique de ce que je vous ai déjà enseigné et que je suis heureux de vous rappeler aussi pratiquement.

Voici d'abord, résumées, les deux observations auxquelles je fais allusion :

OBS. I. — Le 25 avril 1902, à 11 heures du matin, se présentait à la Maternité une Ipare de 35 ans, petite, avec une tare rachitique caractérisée par deux jambes courtes, arquées et par un thorax à chapelet costal, déprimé.. Elle avait déjà une dilatation de 5 francs et était en travail depuis 3 jours. Elle avait 0 gr. 25 d'albumine. Le ventre était assez développé, dur, tendu, le fond de l'utérus contracté était à 34 centimètres du pubis ; bien que le palper fût difficile, on sentait le dos à gauche et le sommet en bas. Le toucher faisait reconnaître un bassin rétréci, le P. S. P = 9 cent. 1/2 et le front comme étant la partie la plus accessible du sommet. A fond de verre la tête fit effort pour s'engager, elle se fléchit un peu, si bien qu'on sentait à ce moment les deux fontanelles. A 2 heures : rupture spontanée des membranes, dilatation complète.

Les battements du cœur fœtal sont bons, le travail se ralentit et la femme s'endort. A 8 heures du soir, après reprise inefficace des contractions, symphyséotomie ; écartement de 5 à 6 centimètres ; avec le forceps, j'extrais une fille de 3.030 grammes, Bip. 9 cent. 1/2, tête asymétrique ; elle crie aussitôt ; délivrance artificielle ; suture, température : 36°8.

Le 8e jour cette femme qui allait parfaitement, très indocile d'ailleurs, se leva pour faire son lit. Nouvel écartement du pubis et déchirure à la fois vaginale et vésicale. Suture métallique et osseuse. Je restaure les parties molles. Sonde vésicale qui fonctionne bien. . Température à 37° tout le temps.

Voici maintenant l'autre observation :

Obs. II. — Le 7 mai 1902, à 5 heures du soir, arrive à la Maternité, une Ipare de 21 ans, avec une dilatation de 1 franc. Œuf ouvert depuis plus de 48 heures. Température : 38°3. Taille 1 m. 40, fémurs incurvés, chapelet thoracique. Promontoire bas (le doigt arrive sur les dernières lombaires). P. S. P. = 7 dont il ne faut que peu défalquer à raison du peu de hauteur de l'angle sacro-vertébral, mi-sacro-pubien : 7. Le dos est à gauche, le sommet ballotte au-dessus du détroit supérieur. Les battements du cœur réguliers. A 9 heures du soir : Porro, fille vivante 3.100 grammes. Bip. : 9 centimètres, suites très simples, le pédicule extérieur tomba le 12e jour. Elle allaite son enfant.

Eh bien ! Messieurs, voici un quadruple succès que nous devons à deux interventions différentes. Vous avez le droit de me demander (et je tiens d'ailleurs à vous les donner) les raisons qui ont dicté ma conduite si différente dans les deux cas. Ce sera d'ailleurs une manière de vous exposer les indications respectives de la symphyséotomie et de l'opération de Porro dans les viciations pelviennes des bassins rachitiques, les seules que nous étudions dans ce moment.

Je vous ai déjà dit et j'y reviendrai du reste, sur quelles bases j'avais édifié ma conduite pour proscrire le forceps au détroit supérieur, la version dans les bassins rétrécis, l'accouchement provoqué prématurément dans ces mêmes bassins et enfin le sacrifice de l'enfant dans les angusties pelviennes, proscrire toutes ces interventions, pour leur préférer la symphyséotomie toutes les fois qu'il y avait disproportion entre le volume de la tête fœtale et l'anneau osseux qu'elle doit traverser. Mais je tiens à vous montrer, à l'encontre de ce dont on accusait les partisans de cette école, *quorum pars minima fui*, que nous n'avons pas qu'une corde à notre arc et que si nous préférons la symphyséotomie quand elle est indiquée, nous savons aussi employer d'autres méthodes à condition qu'elles ne soient ni fœticides, ni matricides.

En un mot, la symphyséotomie a ses indications et ses contre-indications comme toutes les méthodes thérapeutiques, c'est ce que je vais essayer de vous démontrer.

Et tout d'abord il est évident, qu'en dehors de ces rétrécissements extrêmes qu'on peut appeler absolus à raison de l'impossibilité incontestable qu'il y aurait au passage de la tête la plus petite qui soit, tous les rétrécissements sont relatifs et il existe un rapport intime entre la perméabilité du bassin et le volume de la tête fœtade où s'arrête la possibilité du passage de cette tête, dans ces bassins qu'on appelle limites et où, par une adaptation particulière, éminemment favorable, par un subterfuge, dirai-je, le sommet s'accommode à des dimensions très réduites du détroit supérieur ou plutôt du diamètre sacro-pubien ? La chose est assez difficile à préciser, mais les exemples ne manquent pas et le professeur Pinard a, par une leçon récente, jeté quelque jour sur la question. Il est des facteurs qui rendent probable l'engagement vrai du sommet : soit son orientation même, soit la nature du tissu utérin, soit encore l'énergie des contractions, soit enfin la hauteur de l'angustie et l'ampleur des autres parties du bassin. C'est là peut-être, plus encore que les dimensions respectives de la tête et du bassin, ce qu'il convient d'apprécier. Et pour résumer les indications de la symphyséotomie, nous dirons qu'elle est indiquée toutes les fois qu'il y a disproportion entre la tête et l'ouverture du bassin, qu'il y ait ou non rétrécissements et dans tous les cas, excepté dans ceux que nous allons spécifier.

Si nous consultons les auteurs, même favorables à cette pratique de la symphyséotomie, nous verrons qu'ils la proscrivent dans les bassins trop ou trop peu rétrécis.

Je m'explique.

Dans les bassins trop peu rétrécis, elle n'est pas nécessaire, disent-ils ? Cela est vrai dans la grande majorité des cas et c'est là justement un des bienfaits du parti pris en faveur de la méthode, car, au dernier moment, une tête arrêtée au détroit supérieur d'un bassin qu'on croyait rétréci franchit l'obstacle, le contourne, tombe dans l'excavation et est expulsée spontanément ou retirée par le forceps. Mais dans ces cas-là, après un temps suffisant d'expectation, alors qu'il ne compromet pas la vie du fœtus, si la tête est définitivement fixée, amorcée au détroit supérieur, nous nous séparons des partisans du forceps ou de la version, et nous pratiquons la section pubienne, c'est même là les cas les plus favorables. Si les bassins sont trop rétrécis, la symphyséotomie est contre-indiquée. Nous sommes tous d'accord ; mais encore faut-il s'entendre.

Pour cela il faut voir ce que l'on peut attendre de la section et de l'écartement des pubis en faveur de l'agrandissement du bassin. Quel est le cercle praticable dans lequel pourra passer une tête dont on connaît *approximativement* par l'âge de la grossesse le diamètre bi-pariétal, — car il ne faut pas oublier que la bosse pariétale antérieure pourra se loger dans l'écartement des branches horizontales du pubis et augmenter encore de 2 centimètres le diamètre utile, le diamètre S. P. insuffisant. On conçoit aisément que plus l'écartement sera grand et plus on gagnera, mais il y a une limite et certaines particularités qu'il faut que vous connaissiez.

L'agrandissement sera proportionnellement plus grand dans un bassin plus petit que dans un autre moyennement rétréci ; c'est ainsi que pour une angustie de 5 centimètres, un écartement de 5 centimètres donnera un conjugué de 73 millimètres, un écartement de 6 centimètres donnera un conjugué de 79 millimètres, un écartement de 7 centimètres donnera un conjugué de 85 millimètres.

Remarquez que ce dernier chiffre augmente le conjugué vrai de 3 cent. 1/2, tandis qu'avec un rétrécissement de 6 centimètres les mêmes écartements donneront : 81-86-91 ; pour 1 bassin de 7 : 89-93-98 ; de 8 : 97-101 103 ; de 9 : 106-109-113 ; enfin de 10 centimètres : 114-118-121,

Ainsi donc, dans un bassin de 10 centimètres, c'est-à-dire à peine rétréci, on ne gagne, par un écartement de 7 centimètres que 21 millimètres, tandis que dans le premier cas on gagnait 35 millimètres.

7 centimètres sont la limite maxima de l'écartement qu'il ne serait du reste pas prudent de dépasser au point de vue des parties molles et l'excès d'ailleurs ne donnerait plus les mêmes gains. A 8 centimètres d'écartement, la progression en avant de la ligne bipubienne est nulle, et à 10 centimètres, les pubis rétrogradent.

Ces données et ces calculs, ai-je besoin de le dire, sont très exacts puisqu'ils ont été relevés par le professeur Farabeuf, dont tout le monde connaît l'esprit de précision et la sincérité. Leur notion est indispensable à quiconque veut pratiquer la symphyséotomie ; mais ils ne sont pas exclusifs, ni même suffisants, pour limiter le champ de la symphyséotomie à tel ou tel chiffre, à 6 centimètres, par exemple, limite extrême des Morisani, Spinelli, Zweifel, Pinard, Varnier et presque tous les auteurs. Une symphyséotomie peut pourtant donner de bons résultats ; si l'aplatissement décroît vite en descendant, si le sacrum a conservé son excavation, « si les os des parois sont étoffés, les parties molles, souples et abondantes », une tête normale, eut-elle un Bip. de 10 centimètres, passera avec facilité, même dans ces cas-là.

« Mais quand le milieu du sacrum, presqu'autant que sa base, est rapproché de la symphyse au point d'être parallèle ou très peu divergent relativement au plan du pubis, ne touchez pas aux bassins de 60 et même de 70 millimètres, ne touchez à ceux de 75 millimètres, qu'avec la plus grande appréhension, pour l'intégrité des parties molles antérieures. » Ainsi s'exprime Farabeuf (1).

D'où, vous le voyez, un facteur important auquel vous devez accorder une grande valeur dans votre examen clinique direct du bassin, c'est la longueur du diamètre mi-sacro-pubien.

En d'autres termes (et je ne vous répéterai pas ici ce que je vous ai déjà dit de l'engagement dans ces bassins rétrécis), si le degré du rétrécissement du diamètre utile n'est pas inférieur à la réduction qu'on peut espérer d'une tête qui substituera son diamètre bi-temporal à son bi-pariétal et qui pourra dès lors amener dans la concavité du sacrum la bosse pariétale postérieure ; opérez sans crainte. Ces conditions se rencontrent souvent dans les bassins annelés rarement dans les bassins canaliculés ou dans ceux qui présentent un faux promontoire ou dans ceux qui sont absolument petits dans toutes leurs dimensions, et alors c'est à l'opération césarienne conservatrice ou à celle de Porro que vous aurez recours.

C'est en vertu de ces principes qui nous ont guidé dans les deux observations que je vous ai résumées au début de cet entretien, que nous avons tenu une conduite différente dans les deux cas.

Pour la première; D:P.S.P. = 9 1/2. Diamètre minima, probablement 8 centimètres, mais le bi-temporal avait 8 centim. 1/2, ce qui nous explique que malgré la tentative de la tête un peu défléchie (puisqu'on sentait le front) pour adapter le bi-temporal au sacro-pubien minimum, l'engagement n'a pu se faire. Mais la tête était amorcée, le mi-sacro-pubien était de 8 centimètres 1/2. Tandis que dans la deuxième, la disproportion était encore plus grande, puisqu'au-dessus du détroit supérieur la tête ballottait, et si nous avions 7 centimètres de promonto-sous-pubien, même en ne retranchant rien, le bi-temporal qui était de 8, ne pou-

(1) Farabeuf, 387 : *Ann. Gyn.*, 1894.

vait pénétrer. Et puis le bassin était petit dans toutes ses dimensions, peu étoffé et la concavité du sacrum n'existait pas.

Je me résume donc et je dis : dans les bassins qui ne laissent point engager la tête, faites la symphyséotomie, l'agrandissement momentané de l'anneau rétréci, quand cette tête peut se loger facilement dans l'excavation. Si la concavité du sacrum au contraire est corrigée, redressée, encombrée, saillante, ne tentez pas la symphyséotomie dans les bassins même de 75 millimètres.

Il y a une question de clinique qui se pose ici et que je me suis souvent posée à moi-même ? La fixation de la tête au détroit supérieur, le pseudo-engagement, paraît-il avoir une signification au point de vue de la conduite à tenir ? Je le crois, mais l'indication n'est pas absolue. Il est certain qu'une tête qui s'est modelée sur l'obstacle du détroit supérieur a plus de chance de passer que celle qui reste mobile au-dessus. Mais à ce facteur il faut toujours ajouter celui de la concavité du sacrum et vous voyez alors l'importance qu'acquiert la mensuration du mi-sacro-pubien et la différence même qui existe entre un bassin annelé et un bassin canaliculé. Je dois maintenant vous dire pourquoi, j'ai pratiqué l'opération de Porro, au lieu de l'opération césarienne classique dite conservatrice.

L'opération de Porro consiste, après avoir pratiqué la section césarienne, à enlever l'utérus et même les annexes. Si nous avons préféré cette dernière dans le cas actuel ; c'est que : 1° l'œuf était ouvert depuis plus de 48 heures ; 2° la femme avait déjà 38°3 de température. En d'autres termes, il y avait de fortes raisons de croire qu'elle était infectée, et dans ces conditions comme le premier stade de l'infection a pour siège l'utérus, il nous a semblé dangereux de laisser en quelque sorte l'ennemi dans la place, de laisser un utérus qui pouvait être déjà touché par l'infection. En le supprimant nous augmentions les chances de guérison et s'il est regrettable que nous ayons mis cette femme, encore jeune, dans des conditions de stérilité future, nous avons conscience de lui avoir sauvé la vie pour le présent et pour l'avenir.

VINGT-TROISIÈME LEÇON

INDICATIONS DE LA SYMPHYSÉOTOMIE

MESSIEURS,

J'estime que la première qualité d'un professeur de clinique est la sincérité et que loin de chercher à masquer une erreur de diagnostic, même quand cette erreur a eu les plus graves conséquences, il doit n'atténuer en rien sa responsabilité. C'est en étant sévère pour soi-même qu'on a le doit de l'être pour les autres. Je vais mieux m'expliquer !

Vous savez quel partisan déclaré je suis de la symphyséotomie dans les interventions nécessitées par les viciations pelviennes et combien j'ai vanté et démontré devant vous l'innocuité de cette méthode ? Et pourtant aujourd'hui nous enregistrons un cas malheureux où nous avons l'amertume, le mot n'est pas trop fort, de regretter deux existences que nous aurions pu sauver par une autre méthode. Quand je dis méthode, c'est que l'on a voulu opposer l'opération césarienne, conservatrice ou non, à la section de Sigault. M. Budin même, et il est naturellement suivi par ses élèves, prône comme méthode de choix la version interne dans les rétrécissements en apparence infranchissables. Nous disons, au contraire, que la symphyséotomie est la moins meurtrière de toutes ces grandes interventions, et pour la mère et pour l'enfant. Cette affirmation au moment où nous venons de perdre la mère et l'enfant, dans le cas que nous allons étudier, a de quoi vous surprendre ! C'est sur cette antinomie qui n'est qu'apparente que va porter cette leçon.

Messieurs, il s'agit tout simplement de savoir si la symphyséotomie était applicable à cet accouchement malheureux et s'il faut accuser le genre d'intervention ou l'interprétation des signes qui a conduit l'opérateur à l'appliquer ? En d'autres termes, si les femmes rétrécies au même degré que celle qui fait l'objet de notre étude sont justiciables de la symphyséotomie ou de l'opération césarienne ? La question est là tout entière !...

Vous savez, ou vous pourrez lire dans vos auteurs, que la section pubienne peut être faite dans les bassins dont le diamètre sacro-pubien minimum n'est pas inférieur à 7 centimètres, on a même dit 67 millimètres ou encore 65 ; mais qu'au-dessous de ce chiffre elle devient dangereuse pour la mère et pour l'enfant. Je me range tout à fait à cette manière de voir à laquelle le cas clinique que nous étudions donne une triste consécration. Au-dessous de 65 millimètres, il convient de s'abstenir de l'opération de Sigault, pour les raisons que nous allons avoir l'occasion de développer. Vous voyez donc combien il est important de connaître le degré d'un rétrécissement ? Eh bien ! c'est la méconnaissance de cette donnée, l'inexactitude de cette appréciation qui nous a conduit à appliquer une bonne méthode d'une façon intempestive. Il ne faut pas lui demander à cette méthode plus qu'elle ne peut donner et même ce qu'elle ne peut pas donner. Nous avions évalué à 7 centimètres au moins le diamètre sacro-pubien, il n'était que de 5 centimètres ! Comment avons-nous pu commettre cette erreur ?...

La mensuration de la distance qui sépare le promontoire de la face postérieure de la symphyse pubienne ne peut se faire directement. On ne l'a pas sous les yeux ce diamètre et l'on ne peut fixer les deux extrémités des branches du compas d'épaisseur, ou d'une règle, ou d'un ruban, sur ses deux points extrêmes et quel que soit le nombre des instruments que l'on ait inventés, quelle que soit la prétention de leurs auteurs, on les a tous abandonnés pour la mensuration digitale interne et la mensuration externe. La première, en général suffisamment précise, la seconde plus incertaine ; je vais les passer rapidement en revue toutes les deux...

La mensuration externe se fait avec le compas d'épaisseur de Baudelocque qui a donné son nom au diamètre qu'on mesure ; soit le diamètre sacro-pubien externe ou le conjugué externe des Allemands. Elle consiste à mettre une des boules qui terminent les branches du compas sur la petite fossette qui est au-dessous de l'apophyse épineuse de la dernière lombaire et l'autre boule sur le bord supérieur de la symphyse pubienne. On a ainsi un diamètre antéro-postérieur qui comprend celui du détroit supérieur, plus l'épaisseur du sacrum, plus l'épaisseur du pubis. Or d'après un grand nombre d'observations cadavériques l'épaisseur du sacrum est en moyenne de 6 centimètres et demi, celle du pubis d'un centimètre et demi, ce qui fait que le diamètre Baudelocque aura dans les bassins normaux : $11 + 8 = 19$ centimètres. Toutes les fois que vous trouverez moins de 19 centimètres, surtout moins de 18, il faudra vous attendre à avoir un bassin rétréci. Ce n'est pas fatal, mais voyons dans quelle proportion ? D'après Pinard, ainsi qu'il l'a exposé dans sa thèse inaugurale, une fois sur deux. J'ai fait moi-même des recherches sur ce sujet, vous les trouverez dans le compte rendu du Congrès international d'Obstétrique de Genève ; elles viennent corroborer les conclusions de Pinard et cela à 20 ans d'intervalle, ce qui prouve que la question n'a pas changé et ne pouvait changer.

Donc si l'on ne peut avoir une certitude, on a au moins une grande probabilité. Mais c'est surtout quand cette évaluation concorde avec la mensuration digitale que la probabilité se rapproche de la certitude. Celle-ci ne peut être aussi qu'indirecte et par le toucher on évalue assez facilement le diamètre promonto-sous-pubien dont il faut se contenter. C'est en déduisant la différence qui doit exister entre lui et le promonto-pubien minimum qu'on arrive à une mesure approximative en général et pratiquement suffisante. Il est incontestable que le diamètre sacro-sous-pubien étant oblique est plus long que le sacro-pubien qui est droit. Mais de combien est-il plus long ?... Pinard, sur 100 bassins rétrécis, a trouvé une moyenne de 1 cent. 53. Du reste, voici les chiffres :

42 fois il fallait déduire moins de 1 cent. 5.
38 — — plus de 1 cent. 5 et moins de 2 cent.
20 — — plus de 2 cent.

Donc 80 fois sur 100, le D : S. S. P. était plus long de moins de 2 centimètres.

Les nombres les plus forts des bassins sont : pour 1 cent. 5 : 11 et pour 2 centimètres : 10.

Tarnier a pensé que suivant le degré du rétrécissement il fallait enlever plus ou moins. Voici ses évaluations :

Bassin de 6 cent. : 1 cent. ; de 8 à 8 1/2 : 2 centimètres.
— de 6 à 8 : 1 cent. 5 ; de 8 1/2 à 10 ; 1 cent. 5.

Les chiffres de Tarnier sont embarrassants, car si l'on trouve justement 8, que retranchera-t-on ? un et demi ou deux ? d'un autre côté 1 à 1 cent. 5 est la moyenne, ce n'est pas une constante et, comme l'indique Pinard, la défalcation doit varier avec les conditions qui font elles-mêmes varier la différence, à savoir : 1° la hauteur de la symphyse ; 2° son épaisseur ; 3° sa direction. C'est surtout le premier de ces facteurs qui a le plus d'influence sur la variation. Toutes les fois que la symphyse aura 4 centimètres de hauteur, il faudra déduire de 1 cent. 5 à 2 centimètres ; au-dessous de 4 centimètres, de 1 cent. 5 à 1 centimètre. L'épaisseur de la symphyse n'a pas une grande influence, en tout cas moindre que sa direction. Dans les bassins en antéversion en effet, la hauteur du promontoire augmentera l'obliquité du sacro-sous-pubien et la déduction devra être plus grande. Telles sont les données sur lesquelles il faut établir son diagnostic, par rapport aux dimensions du bassin. Vous voyez que nous sommes obligés de nous contenter d'un à peu près, mais qui, il faut le dire, dans la pratique est suffisant.

Examinons maintenant les mensurations de notre femme :

Diamètre Baudelocque, 15 centimètres. Diamètre sacro-sous-pubien, 9 centimètres ou même 8 cm. 1/2. Donc 15 — 8 = 7 ; 8 1/2 — 1 1/2 = 7. hauteur de la symphyse : 3 cm. 1/2, épaisseur = 1 cm. 1/2. Bassin un peu en antéversion, ce dont nous n'avons pas tenu assez de compte, mais c'était peu apparent. Léopold veut qu'on retranche toujours deux centimètres sur le diagonal. 9 ou 8 1/2 chez notre femme aurait donc donné 7 à 6 1/2. Nous avions donc assez de raison de croire que 7 centimètres, ou un peu moins, était la longueur du diamètre conjugué vrai.

Eh bien ! à 7 centimètres doit-on faire la symphyséotomie ?

Au début de la renaissance de l'opération de Sigault, on était plus réservé qu'aujourd'hui. On pensait qu'il ne fallait pas la compromettre dans des bassins de moins de 8 centimètres. Depuis les nombreuses opérations qui ont mieux éclairé la question, les auteurs ont abaissé la limite et répondent par l'affirmative.

C'est ce qui m'absout — c'est ce qui allège ma conscience — si j'ai commis une erreur dans l'évaluation du conjugué vrai, je n'ai pas, de propos délibéré et pour donner de l'extension à la méthode de la symphyséotomie, voulu innover.

Vous trouverez de nombreuses observations où on a opéré à ce degré de rétrécissement et même à 6 cent. 1/2 et à 6 et avec succès comme dans les cas suivants :

Cas de Caruso : femme, 24 ans, rachitique. Conjugué diagonal 85 centimètres. Conjugé vrai estimé à 6,7 ou 7 centimètres.

Garçon vivant de 4.200 grammes, la mère a guéri.

L'écartement avait été de 9 centimètres.

Cas de Guéniot : femme, 19 ans, taille 1 m. 25. Pr. S. P. : 85 millimètres.

OIDP, forceps, 2.800 grammes, mère et fœtus bien.

Ecartement, 5 à 6 centimètres.

Cas de Noble (Philadelphie), femme, 32 ans. Pr. S. P. : 85 millimètres. OID. 3.865, forceps. Bip. 95 millimètres. Mère et fœtus bien.

Cas de Pinard (1896). 1 symphyséotomie. Pr. S. P. : 83 millimètres.

OIDT, forceps, 2.940 grammes. Bip. 82 millimètres, écartement 6 centimètres, mère et enfant bien.

Cas de Pinard (1899), 2 symphyséotomies. Pr. S. P. 85 millimètres.

OIGT, forceps, 2.550 grammes, Bip. 87 millimètres. Ecartement 6 cent. 5.

OIDT, forceps, 2.890 gr. Bip. 81 millimètres. Ecartement 60 millimètres.

D'autres fois la mère résiste, mais le fœtus meurt :

Cas de Duchamp : femme, 23 ans, rachitique. Pr. S. P. : 75 millimètres. Mère vivante, fœtus meurt du forceps 36 heures après, écartement : 6 centimètres.

Cas de Tony : femme, 28 ans. Bassin aplati rachitique. Pr. S. P. : 85 millimètres. Mère guérie après longue convalescence, fœtus 2.980 grammes, mort 20 heures après.

Cas de Morisani : femme 19 ans. Pr. S. P. : 88 millimètres ; Pr. P. 70 millimètres.

3.150 grammes. Bip. : 95 millimètres, mort 12 heures après. Mère bien. Version.

D'autres fois la mère et l'enfant succombent :

Cas de Martino : femme, 24 ans. Pr. S. P. : 67 millimètres.

Cas de Beugnier : femme, 22 ans. Pr. S. P. estimé 70 millimètres. Autopsie : 64 millimètres.

Cas de Schwartz : femme, 22 ans. Pr. S. P. : 85 millimètres. Version. Pr. P. : 6, à l'autopsie.

Ce cas ressemble au nôtre : l'extraction de la tête ne se fit qu'après un grand déploiement de force.

Vous le voyez, l'opération est dangereuse et présente plus de mauvaises chances que de bonnes, dans les bassins qui ont moins de 7 centimètres, aussi dans ces cas-là fait-on plus volontiers l'opération césarienne ou celle de Porro. C'est ce qu'a très bien compris mon excellent collègue et ami, Champetier de Ribes, dans les cas suivants que je trouve, comme expression de sa pratique, dans le compte rendu de son service à l'Hôtel-Dieu en 1900.

1° OIDT, forceps 2.760 grammes, Bip. 95 millimètres : Pr. S. P. 93 millimètres. *Symphyséotomie*, écartement : 5 centimètres.

2° femme rachitique, tibias en lame de sabre. Taille : 136 centimètres. Pr. S. P : 85 millimètres. Pr. P. : 64 au compas de Farabeuf. *Opération de Porro.* Mère et fœtus bien.

Dans la première observation, devant un diamètre de 93 il fait la symphyséotomie ; dans la deuxième, au contraire, il s'adresse à l'opération de Porro.

C'est ce que nous nous reprochons de n'avoir pas fait.

Je vous disais dans la dernière leçon qu'un des facteurs dont il faut tenir compte dans la solution du problème « passage d'un fœtus à travers un anneau osseux rétréci » était le volume du fœtus. Il est assez difficile de le mesurer, mais il est possible de supposer que le fœtus est gros ou petit et alors pour un bassin moyennement rétréci vous ferez une symphyséotomie ou une césarienne dans l'un ou l'autre cas. C'est l'opinion de Leopold de Dresde, de Schauta de Vienne, c'est celle exprimée par Zweifel dans ces termes : « Au XIe Congrès de Rome l'accord fut remarquable sur ce point, dit-il, que la symphyséotomie ne devait plus être faite avec un conjugué vrai moindre de 65 à 67 millimètres, et que même dans le cas d'un bassin de cette dernière dimension il n'y fallait procéder que dans l'hypothèse d'un fœtus de grosseur moyenne. » Nous avons donc involontairement transgressé ce précepte ; mais il est temps de vous raconter par le menu l'histoire de cette femme et vous dire sur quoi était fondé notre espoir.

Obs. — L. B.., 17 ans, primipare, sans profession, entre à la salle de travail le 28 janvier 1902. Elle est depuis quelque temps dans le service et l'on a eu l'occasion de constater ce qui suit : elle a une taille de 1 m. 27, elle pèse 46 kilos. Ses tibias sont en lame de sabre et accusent le rachitisme, borné aux membres inférieurs et au bassin. Je lis sur l'observation : pubis très bas, toucher difficile et douloureux. On arrive sur le promontoire et l'on apprécie à 9 centimètres (Mlle Mouren), le diamètre promonto-sous-pubien. Le Baudelocque est de 15 centimètres. La concordance de ces nombres nous fait estimer à 7 centimètres le sacro-pubien lui-même. Le bis-épineux est de 24, le bi-crétal de 27 1/2. Le bassin est donc aplati. C'est le sommet qui est en bas, mais fort au-dessus du détroit supérieur. Le dos est à gauche. L'auscultation offre son maximum à gauche et au niveau de l'ombilic. Le fond de l'utérus est à 38 centimètres du pubis.

Le travail se déclare à 5 heures du matin, le soir à 6 heures la dilatation est complète, la poche éclate tempestivement mais la tête reste toujours très élevée et ballotte, au niveau de l'hypogastre ; à 8 heures du soir je pratique la symphyséotomie. Opération très facile et très rapide, écartement 6 centimètres, la tête ne descend pas, forceps très haut, le tracteur entre dans le vagin, le cordon procident nous permet de constater que l'enfant est toujours vivant.

Je me décide, devant la résistance de la tête, bien prise pourtant, à faire la version. Je saisis facilement le pied droit, mais j'ai beaucoup de peine à dégager le membre inférieur gauche, ainsi que les bras, plus encore à engager la tête par la manœuvre de Champetier de Ribes et je suis obligé, après l'avoir fléchie, de faire repousser fortement à droite le sommet en DT. Enfin nous avons un enfant de 3.850 grammes, Bip. 9 1/2, qui naît dans un état de mort apparente. Manœuvres multiples pour le ranimer : il a vécu 2 heures et a succombé. Quant à la mère, réveillée de sa narcose chloroformique, elle est prise d'une syncope bien que la délivrance ait été spontanée et qu'elle n'ait pas perdu beaucoup de sang. La suture est rapidement faite (un point métallique, 2 points au crin de Florence), un bandage contentif est appliqué. Le rapprochement des pubis est parfait, l'opérée paraît bien ; au moment où j'allais partir, elle est reprise d'une syncope grave dont elle revient encore, grâce à tous les moyens employés (caféine, éther, sérum artificiel, oxygène, respiration artificielle, tractions rythmées de la langue). Il va sans dire qu'on avait fait une injection intra-utérine très chaude et que l'utérus était bien revenu sur lui-même. Constatant le globe de sûreté, l'état du pouls, je quitte la malade rassuré. Malheureusement peu de temps après, elle est reprise de phénomènes syncopaux et succombe rapidement.

Autopsie. — Voici le procès-verbal de la nécropsie, rédigé par M. Leclerc, notre interne : ouverture de l'abdomen suivant un pli demi-circulaire de la peau passant à deux centimètres du pubis. La symphyse présente un écartement qui permet le passage de trois doigts accolés, il n'y avait plus de bandage, ni de suture.

La rigidité cadavérique avait eu raison de celle-ci !

Le diamètre minimum mesuré,les pubis en contact, est de 5 centimètres! L'épaisseur du pubis est de 1 cent. 5. Sa hauteur de 3 cent. 5. Les deux premières vertèbres sacrées font saillie, la concavité du sacrum est un peu effacée, le coccyx en hameçon. Les symphyses sacro-iliaques ont leurs ligaments antérieurs déchirés. Le péritoine est intact, dans les culs-de-sac il n'y a pas d'épanchement ; on enlève l'utérus, la vessie et le vagin, ensemble. Légère déchirure au niveau du col, pas de lésions au niveau des insertions vaginales. Les parois du vagin présentent en arrière et sur les côtés deux profondes déchirures de 8 centimètres de longueur, celle qui siège sur la paroi postérieure n'a pas intéressé le rectum. Ayant pour point de départ ces déchirures, nous trouvons, entourant le conduit vaginal, une infiltration sanguine qui s'accuse principalement sur les côtés ; à droite on trouve même un véritable hématome assez volumineux, une petite mandarine à peu près, résultat du froissement de ces parties par la portion postérieure de l'ovoïde crânien. Ce thrombus ne nous semble pas suffisant pour expliquer la mort par hémorrhagie et nous regrettons que nous n'ayons pu faire l'autopsie plus complète, on ne nous a laissé prendre que le bassin. Les membres inférieurs et le squelette tout entier, au point de vue obstétrical eussent été très intéressants. Ce dont nous avons pu nous convaincre, c'est que le bassin était petit, que le conjugué vrai n'était que de 5 centimètres et que l'écartement de 6 à 7 centimètres, était insuffisant pour laisser passer une tête d'un bi-pariétal de 95 millimètres, sans produire des lésions : froissements, déchirures, etc.

En effet, un écartement de 6 centimètres fait gagner à un diamètre conjugué vrai de 5 centimètres, 29 millimètres ; un écartement de 7 centimètres, 35 millimètres ; de sorte que le diamètre sacro-pubien de 5 devient 79 millimètres ou 85 suivant qu'on écarte jusqu'à 6 ou 7 les pubis. Or 79 millimètres et même 85 millimètres sont impuissants à laisser passer un bi-pariétal de 95 millimètres quand les parties latérales ne sont pas suffisamment larges pour loger la partie occipito-pariétale du sommet ; c'est ce qui explique la peine énorme que nous avons eue pour faire sortir la tête, mais non sans effraction et sans écartement, plus grand probablement que celui que nous avions mesuré d'abord.

Un diamètre sacro-pubien de 6 centimètres, devient 91 millimètres, par un écartement de 7 centimètres ; ce qui n'est pas encore suffisant pour un bi-pariétal de 95 millimètres, dans les conditions d'un bassin petit, et si Carusco a pu sortir vivant un fœtus de 4.200 grammes, c'est d'une part que le bassin avait plus de 6 centimètres et d'autre part, qu'il lui a fait subir un écartement de 9 centimètres, ce qui est énorme ; peut-être aussi que ce gros fœtus avait un bi-pariétal de moins de 95 millimètres, ce qui se voit quelquefois. Si les trois observations de Pinard ont donné trois succès, c'est que les fœtus étaient de 2 550, Bip. 87 ; 2.890, Bip. 81 ; 2.940, Bip. 82.

Or avec un écartement de 6 centimètres et un diamètre conjugué vrai de 7 centimètres (ce que l'on pouvait supposer être la dimension correspondante aux trois conjugués diagonaux des bassins en question, 85 mm., 86 et 83) on obtient 93 millimètres et en supposant même qu'on retranche de ces chiffres 85, 86 et 83 millimètres 2 centimètres, ainsi que le veut Léopold, on aurait 65, 66, 63, c'est-à-dire plus de 6 centimètres, qui avec un écartement de 6 centimètres mentionnés dans les observations donnent encore plus de 86, pour des bi-pariétaux de 87, 81, 82.

Ce qu'il y a de vraiment curieux dans notre observation et qui est de nature à expliquer notre erreur, sinon à la justifier, c'est que la mensuration digitale du conjugué diagonal sur le cadavre, bassin disséqué, est bien de 85 millimètres, mais il est vrai que dans cet état on se rend bien compte de l'obliquité plus grande de ce diamètre, et par la direction de la symphyse pubienne et par la hauteur du promontoire. Car, sans cela en défalquant 2 centimètres il nous resterait encore 65 millimètres, cas dans lesquels la symphyséotomie, même avec un aussi gros fœtus ne nous aurait pas infligé cet insuccès. Nous trouvons dans le cas que je vous ai cité de la pratique de Schwartz un exemple semblable au nôtre ; mais s'il l'explique, il ne nous console pas.

Voyez au contraire la facilité que nous aurions eue en faisant la césarienne ? ici, plus de préoccupation sur les dimensions respectives du contenant et du contenu. C'est là ce qui la fait accepter plus volontiers par les chirurgiens que par les accoucheurs et c'est réellement pour les petits bassins et les gros enfants vivants que l'on doit la réserver. Ce fut quand je vis la petite femme qui fait l'objet de cette leçon ma première idée, idée née d'une impression et que j'ai dû corriger par la mensuration trompeuse qui nous a donné 85 millimètres ou même 90.

Pour me résumer, je vous conseillerai, toutes les fois que vous vous trouverez aux prises avec un cas de ce genre, de tenir grand compte de la taille de la femme qui doit vous faire craindre un bassin plus petit que celui supposé par la mensuration, et, du volume du fœtus que vous tâcherez de déterminer. Rappelez-vous aussi que si, dans ces conditions, vous faites la symphyséotomie, ce n'est pas la méthode qu'il faut incriminer, mais faire, comme moi, votre *meâ culpâ* ; et n'oubliez pas qu'une erreur de diagnostic reconnue, avouée et expliquée, est cent fois plus instructive que le plus éclatant des succès.

VINGT-QUATRIÈME LEÇON

ACCOUCHEMENT SPONTANÉ CHEZ UNE FEMME RÉTRÉCIE AYANT DÉJA SUBI DEUX SYMPHYSÉOTOMIES

Messieurs,

Lorsque nous nous trouvons en présence d'un fait clinique, présentant une particularité quelconque, il est de notre devoir de rechercher les causes de cette particularité, de savoir pourquoi le fait en question s'éloigne de la loi commune ?

C'est en m'appuyant sur ces considérations, que je vais aujourd'hui vous parler d'un accouchement qui a eu lieu à la Maternité, hier dans l'après-midi.

L'observation relate l'expulsion spontanée d'un enfant de 2.850 grammes, après une durée totale d'un travail de 7 heures ! Rien de bien extraordinaire jusque-là. La femme dont il s'agit est âgée de 35 ans, aucune particularité à signaler au point de vue de ses antécédents héréditaires. Réglée à 16 ans pour la première fois, elle l'a toujours été régulièrement jusqu'à ce jour, excepté durant ses grossesses, bien entendu.

Vers l'âge de 5 ans, elle fit une chute d'un deuxième étage ; c'est à partir de ce moment que se seraient surtout développées les déformations squelettiques qu'elle présente actuellement; cette femme en est à sa troisième grossesse.

Elle entre à la Maternité à 9 heures du matin : la poche des eaux se sérait rompue une heure auparavant. Elle ignore la date de ses dernières règles ; d'après l'époque d'apparition des mouvements actifs du fœtus et d'après les dimensions de l'utérus, il est à supposer qu'elle est à terme.

Lorsqu'à ma visite j'examine cette femme, je trouve une dilatation à peine commencée, une présentation du sommet non engagé. Cela ne doit pas nous surprendre outre mesure ; chez les multipares en effet, l'engagement n'a lieu parfois qu'au dernier moment.

Mais si nous examinons cette femme de plus près, nous trouvons des signes manifestes de rachitisme : taille de 1 m. 17, figure osseuse, mâchoires proéminentes, teint blafard, voussure thoracique marquée avec des nodosités sur les côtés formant ce qu'on appelle le chapelet costal ; de plus, scoliose du côté gauche et déviations multiples des membres inférieurs. Toutes ces déformations ont certainement retenti sur le bassin et le diamètre promonto-sous-pubien ne mesure effectivement que 8 cent. 1/2.

Notre accouchée, vous le voyez, appartient à la grande catégorie des femmes à bassin vicié. Non pas que le rachitisme soit la seule cause capable de donner lieu à des rétrécissements du bassin ; mais c'est assurément la plus fréquente et de beaucoup.

Cette fréquence s'accuse principalement dans certains pays, dans certaines régions ; nous en trouvons relativement peu en Provence. La femme qui nous occupe est native de Gênes, ce n'est pas un centre où le rachitisme ait été signalé. Mais quel rôle bien plus important ont dû jouer dans l'étiologie de cette affection les mauvaises conditions de milieu où cette femme a passé son enfance et les non moins défectueuses conditions de son alimentation ? Sa profession n'est pas bien établie et nous ne savons pas au juste quels sont ses moyens d'existence ?

Contrairement à ce que nous voyons ici, le professeur Fochier a signalé la fréquence d'une déformation particulière à la région lyonnaise. Il s'est appliqué à démontrer la forme aplatie des bassins de femmes présentant du pseudo-rachitisme. Tout récemment encore, dans une thèse qu'il a inspirée, il est revenu sur cette disposition de l'arc antérieur du bassin dont la flèche est moins longue qu'elle ne l'est à l'état normal ; ce qui entraîne une diminution des dimensions antéro-postérieures et un élargissement dans le sens transversal. Il est évident que ce n'est pas là du véritable rachitisme, et le professeur Fochier range ces bassins dans la catégorie des bassins aplatis de Betschler et de Litzman. Le rétrécissement n'est du reste jamais au-dessous de 8 cent. 1/2 et comporte chez ces personnes une musculature et un squelette plutôt masculins avec une grande taille, ce qui semble paradoxal.

Voilà, Messieurs, une première raison pour laquelle la femme qui fait le sujet de cette leçon sort de la loi commune. Ce n'est pas tout. Cette femme, vous ai-je dit, en est à sa troisième grossesse : les deux premières se sont terminées par deux symphyséotomies que j'ai pratiquées moi-même dans le service de la clinique, avec mise au monde en premier lieu d'un enfant vivant qui mourut peu après (février 1896), la deuxième fois (1900) mise au monde d'un enfant de 2.790 grammes, actuellement en parfaite santé.

La symphyséotomie, Messieurs, n'est pas une opération très fréquente. Voici en effet ce que donne la statistique de mon service où l'on s'applique tout spécialement à démontrer les immenses avantages de cette intervention. Trente symphyséotomies sur 8.000 accouchements environ. La proportion vous le voyez n'est pas tout à fait de 4 0/0. Ce qui n'est pas exagéré pour un partisan aussi convaincu que nous le sommes de cette opération.

Eh bien ! s'il est rare d'avoir affaire à des bassins qui nécessitent cette intervention, plus rares encore sont les femmes chez lesquelles on est obligé de la pratiquer plusieurs fois !

La question qui se pose est donc celle-ci : Comment cette femme qui n'a pu terminer ses deux premières grossesses sans symphyséotomie, a-t-elle pu accoucher spontanément la troisième fois ?

Lisons l'observation : à 9 heures la poche des eaux est rompue depuis une heure. Présentation du sommet non engagé en droite transverse, tête tendant à glisser dans la fosse iliaque droite, col effacé, la dilatation commence. Elle est complète à 11 heures. La parturiente pousse vivement jusqu'à 1 heure ! à 1 heure 1/4 la tête s'engage et cinq minutes après, elle expulse un enfant de 2.850 grammes.

Le diamètre promonto-sous-pubien, vous ai-je dit, mesure 8 cent. 1/2 ; or en supposant, ce qui serait extraordinaire, que le promonto-pubien soit égal à celui-là, le diamètre bi-pariétal de l'enfant, qui est de 9 1/2, serait beaucoup plus grand !

Voilà un problème qui paraît difficile à résoudre ; faire passer à travers une ouverture d'un diamètre probable de 7 centimètres une circonférence d'un diamètre de 9 1/2. Quand nous parlons de circonférence, bien entendu, ce n'est point avec précision géométrique.

Il faut que vous sachiez qu'un rétrécissement n'a rien d'absolu en dehors des angusties extrêmes. Pour une femme donnée ce qui constitue un rétrécissement avec un gros fœtus ne le sera plus avec un petit fœtus. C'est un facteur important et que je vous signale en premier lieu : le volume du fœtus dans le mécanisme de l'engagement.

Se rattachant à cet ordre d'idées, mais constituant néanmoins un élément distinct, je vous rappelle l'influence de la paternité. C'est ce qu'a bien démontré le Dr de la Torro, de Rome. Il n'est pas rare de voir des femmes qui accouchent facilement une première, une deuxième, une troisième fois, tant que le produit de la conception relève d'une même origine et puis qui voient leur quatrième grossesse, je suppose, se terminer par un accouchement des plus laborieux, nécessitant parfois une intervention, alors que cette grossesse relève d'un père différent.

Dans le cas actuel, nous n'invoquons pas ces deux causes favorables, puisque, en premier lieu, le fœtus d'hier pesait 2.850 gr., plus de 100 grammes en moins que les deux précédents, en outre que le père fut le même, ce dont nous doutons, ou différent, peu importe, c'est-à-dire nous ne pouvons invoquer cette influence au bénéfice de la diminution de l'enfant.

Un troisième facteur dont vous devez tenir compte dans le franchissement du détroit supérieur par la présentation, c'est la façon dont se présente le fœtus : droite transverse, chez notre sujet, dans les trois cas.

Mais c'est ici le moment de vous rappeler la distinction faite par Pinard des bassins annelés et des bassins canaliculés : les premiers, rétrécis seulement au niveau du détroit supérieur, la paroi postérieure de l'excavation gardant sa concavité habituelle, les seconds au contraire, ayant la concavité du sacrum remplacée par une surface plane. A ce sujet encore, je vous rappellerai l'importance, mise en lumière par Farabeuf, du diamètre que, le premier, il a appelé mi-sacro-pubien. La tête ne se présente jamais au détroit supérieur synclitiquement, mais au contraire d'autant plus inclinée sur l'un des pariétaux, plus souvent le postérieur, que le détroit supérieur est plus rétréci.

Par un mécanisme bien étudié aujourd'hui dont il faut faire remonter peut-être la connaissance à Playfair, l'on peut se rendre compte du passage d'un diamètre bi-pariétal de 9 1/2 à travers un diamètre sacro-pubien de 7 centimètres. Voici comment : la tête en transverse n'appuie pas sa bosse pariétale postérieure sur l'angle sacro-vertébral. Deux surfaces convexes sont mal disposées pour ce contact. La tête glisse latéralement de manière à loger toute la partie postérieure de l'ovoïde crânien dans le côté du bassin ; et dès lors c'est la fosse temporale, la suture fronto-pariétale, si vous voulez, qui s'applique sur le promontoire, soit une partie concave pouvant se fixer sur une partie convexe qui la pénètre.

Pour que dans cette situation où le diamètre transverse de la tête est oblique de haut en bas et d'avant en arrière, le sommet puisse descendre, il faut que profondément engagé par son côté postérieur, la bosse pariétale antérieure glisse derrière l'arc antérieure du bassin ; ce qui sera possible seulement quand la bosse pariétale postérieure sera déjà dans la concavité du sacrum. Et inversement, quand on a affaire à l'inclinaison sur le pariétal antérieur, inclinaison de Nagelé. Mais dans le premier cas comme dans le second, pour que la tête puisse d'abord ou en second lieu loger une extrémité de son diamètre transverse dans la concavité du sacrum, il faut que cette concavité existe, et la chose sera d'autant plus facile que le diamètre mi-sacro-pubien sera moins rétréci.

L'anneau du détroit supérieur rétréci une fois franchi, l'engagement ne subira plus de retard et comme en général, dans ces bassins annelés rachitiques, le détroit inférieur est plus grand que de coutume, l'expulsion aura lieu spontanément, quelquefois facilement. Voilà comment les choses ont dû se passer chez notre accouchée, et j'en ai la preuve dans la constatation des deux tumeurs de nature différente développées sur la tête de l'enfant.

L'une de ces tumeurs siège sur le pariétal droit : elle est mollasse, garde bien l'empreinte digitale, vous reconnaissez manifestement une bosse séro-sanguine ; l'autre est moins volumineuse, mais mieux limitée, son siège est à gauche à la partie postérieure du pariétal de ce côté. Le doigt la déprime facilement, mais elle reprend sa forme aussitôt après ; nous avons affaire à un petit céphalématome. Or la production de cette double tumeur à la partie supérieure de la tête nous explique ce qui s'est passé au moment de l'engagement.

Le pariétal droit était en arrière quand le sommet franchissait le détroit supérieur. C'est lui qui s'est attardé dans cette situation, enclavé en quelque sorte, et la région pariétale correspondante sous-jacente constituant une partie déclive non soumise à la pression des parois pelviennes, c'est sur cette portion déclive du crâne, ne subissant pas de pression directe, que s'est formée la bosse séro-sanguine.

Mais tandis que le pariétal postérieur descendait, l'antérieur râclait contre le bord postérieur de la symphyse pubienne et la pression à ce niveau a dû être assez forte pour déterminer un décollement périostique se traduisant à l'extérieur par le petit céphalématome que je vous ai signalé.

L'analyse de ce mécanisme explique donc très bien la possibilité du dégagement spontané de la tête, mais, comme dans les précédentes grossesses il n'aurait pas suffi, s'il ne s'y était pas ajouté une quatrième condition favorable à l'accouchement : ce sont les deux opérations subies par la femme et qui ont laissé le bassin légèrement agrandi.

En effet, si l'on examine cette accouchée en plaçant la pulpe de l'index derrière le pubis,on sent que l'interligne articulaire laisse un espace comblé de tissu fibreux, de près d'un centimètre ; il y a surtout à la partie inférieure de la symphyse comme une encoche entre les bords articulaires, bien qu'il n'y ait aucune mobilité, particularité sur laquelle j'attire toute votre attention.

Voilà un bénéfice qu'on peut mettre sur le compte de la symphyséotomie et que Varnier a démontré au moyen de plaques radiographiques obtenues chez des femmes symphyséotomisées.

Vous le voyez, Messieurs, j'avais raison de vous le dire : ce cas n'était pas ordinaire et je terminerai en vous faisant remarquer qu'un des grands bienfaits de la section pubienne est, qu'en attendant le dernier moment, on peut quelquefois ne pas la faire, alors qu'elle était pourtant indiquée. On a ainsi la bonne fortune d'avoir des enfants dans d'excellentes conditions ; tandis qu'une intervention hâtive, fondée sur des rapports mathématiques entre le moment de l'intervention et les données numériques d'une mensuration pelvienne et fœtale, ce qui n'est pas facile à préciser, donne des enfants vivants sans doute, mais exposés à toutes les mauvaises chances d'un accouchement prématuré ! C'est encore, et non des moindres, un des avantages de l'excellente méthode que préconise notre maître, le professeur Pinard.

VINGT-CINQUIÈME LEÇON

DEUX OPÉRATIONS DE PORRO

Messieurs,

Vous m'avez vu pratiquer, mercredi 11 mai 1904 sur deux femmes en travail, deux opérations de Porro.

L'une de ces femmes vous était connue et l'intervention décidée d'avance vous avait été annoncée, l'autre malade nous a été apportée pendant que nous opérions la première et nous avons dû intervenir d'urgence et avoir recours à la même opération pour la délivrer. Ce double fait, rare dans les conditions où il s'est produit, mérite d'attirer notre attention et je crois qu'un professeur de clinique obstétricale ne peut guère le laisser passer inaperçu. S'il ne l'a pas fait jusqu'ici, c'était pour attendre la guérison définitive de ces deux opérées et s'assurer de la survie des deux enfants ?

Je vais donc vous dire de quoi il s'agissait dans ces deux cas et pourquoi non seulement nous sommes intervenus, mais aussi pourquoi nous avons cru devoir recourir à l'amputation césarienne de Porro, dans un service où l'on pratique plus volontiers la symphyséotomie ?

Tout d'abord, cela prouve au moins que nous n'avons pas de parti pris et que telle indication, trouvons-nous, commande plutôt l'une que l'autre de ces deux méthodes opératoires.

Premièrement il fallait intervenir dans les deux cas, car l'accouchement spontané était impossible dans l'un comme dans l'autre.

En effet, chez la première femme, vous vous rappelez que nous avions trouvé un bassin rétréci et cyphotique ! plusieurs d'entre vous l'avaient examinée et je vais vous résumer son observation :

Primipare de 19 ans, petite, 1 m. 28, pesant : 29 kilos, ayant très apparent un mal de Pott lombo-sacré. Ventre en besace, très tombant. Le bassin est rétroversé, en bénitier ; la vulve regarde en avant. L'utérus avait une hauteur de 29 centimètres au-dessus du pubis où l'on sentait un sommet, non engagé, légèrement amorcé en OIGA.

Mensuration externe : Baudelocque: 25 centimètres, dimension qui aurait lieu de vous étonner dans un bassin aussi rétréci, si nous n'avions pas relevé une cyphose lombo-sacrée.

Les deux diamètres externes transverses étaient de 23 et 24 centimètres. Les ailes iliaques sont horizontales : mais le biischiatique n'était que de 6 1/2 à 7 centimètres environ.

Mensuration interne ; le promontoire saillant est très élevé, il faut fortement abaisser le coude pour y arriver et le promonto-sous-pubien est de 10 centimètres. Etant donnée cette situation respective de l'angle sacro-vertébral et du pubis, il est clair qu'il faudra diminuer ces 10 centimètres de plus d'un centimètre et demi, et même de plus de deux centimètres pour avoir le sacro-pubien vrai. L'épine sciatique gauche est saillante et le bassin est peu étoffé. J'insiste sur ce dernier point et je vous ferai remarquer que ce bassin était non seulement cyphotique, en infundibulum, mais qu'il était diminué dans tous les sens. C'est à la suite de cet examen que dans une leçon précédente je vous annonçais que je ferais la césarienne et non la symphyséotomie. Si nous n'avions tenu compte que du rétrécissement du détroit supérieur, de la forme et même de la diminution du détroit inférieur, nous aurions pu songer à l'agrandissement momentané du bassin par la section pubienne ; car vous n'ignorez pas que cette opération de l'écartement des surfaces pubiennes articulaires agrandit non seulement le détroit supérieur, mais même peut-être encore plus le détroit inférieur. Seulement, et je vous parle par expérience personnelle, quand de tels bassins manquent d'étoffe, d'ampleur, il est dangereux, même après avoir écarté les deux arcs antérieurs du détroit supérieur, de vouloir faire passer une tête de fœtus, à travers les parties molles. On perd, par ce défaut d'ampleur que nous avions constaté ici, tout le bénéfice de la symphyséotomie et l'on produit des lésions maternelles et fœtales qui compromettent les deux existences, de la mère et de l'enfant.

Ainsi donc, avec l'expérience que nous avons de la pratique de la symphyséotomie, nous disons aux praticiens : ce n'est pas la dimension du diamètre sacro-sous-pubien qui sera la limite que nous assignons à la symphyséotomie, mais bien les dimensions générales de tout le bassin et telle symphyséotomie qui vous donnera un excellent résultat avec un bassin annelé de 7 centimètres, si l'excavation est suffisamment grande, vous conduira à un déplorable échec avec un diamètre sacro-pubien de 8 cent. 1/2, si le bassin est mal étoffé, universellement rétréci. Mais je vois l'objection et je vais au devant d'elle.

Comment, me direz-vous, un bassin avec un promonto-pubien de 7 centimètres peut-il être plus grand qu'un bassin qui compte 8 1/2 pour le même diamètre ? Rappelez-vous que ce dernier bassin peut être cyphotique et qu'alors le promonto-pubien n'est pas toujours le plus petit des diamètres ; au contraire, le promontoire peut être : ou plus élevé, ce qui serait une cause d'erreur dans la déduction qu'il faudra faire subir au diamètre promonto-sous-pubien, ou plus éloigné du pubis, plus reculé, alors que les parties latérales, les parois de l'excavation seront plus rapprochées, que les épines sciatiques seront plus saillantes et qu'enfin les deux ischions seront plus près l'un de l'autre.

C'est justement ce qui se passait chez notre accouchée et c'est la seule raison, mais nous l'avons trouvée suffisante, qui nous a fait préférer la section césarienne à l'opération de Sigault.

Donc au moment du travail, alors que le col commençait à

s'effacer, nous avons de propos délibéré pratiqué l'opération de Porro. Elle a été rapidement menée sans incident, si ce n'est celui de la présence du placenta sur la face antérieure de l'utérus qui nous a obligé, après avoir incisé cet organe, à glisser notre main entre sa paroi et la face utérine placentaire pour aller saisir, en présentation du sommet, variété gauche antérieure, avec bi-pariétal de 9 centimètres, un fœtus de 2.700 grammes, lequel s'est mis à crier aussitôt. Je vous ai fait remarquer en passant que la tête de l'enfant était absolument ronde. Je n'insiste pas sur les détails de l'opération à laquelle vous avez assisté.

Pour la seconde femme qu'on nous a apportée à peine avions-nous fini d'opérer la première, voici son histoire : Primipare, 18 ans, petite taille : 1 m. 40, poids : 40 kilos. Ventre en besace, en travail depuis deux jours ; dilatation complète, poche des eaux rompue, sommet fortement amorcé, bosse séro-sanguine très tendue et descendue dans l'excavation, donnant au premier abord la sensation d'une fesse.

L'examen nous révèle un diamètre sacro-sous-pubien de 9 cent. 1/2 à 10 au plus. Les deux premières vertèbres sacrées sont redressées, convexes de haut en bas. Le promontoire est très haut. Les ischions sont assez rapprochés. Le pubis a une hauteur de 6 centimètres, ce dont il faut tenir compte pour augmenter la défalcation du promonto-sous-pubien, la vulve regarde un peu en arrière. Le diamètre de Baudelocque est de 15 centimètres.

Eh bien, Messieurs, pour les mêmes motifs et après en avoir conféré avec les confrères qui assistaient à la première opération et m'ont prêté leur concours, nous avons pensé qu'il valait mieux encore ici faire une amputation utéro-ovarique qu'une symphyséotomie.

Mais il y avait aussi une autre raison qui a pesé d'un grand poids dans notre décision : c'est que cette femme, entre les mains d'une accoucheuse pendant deux jours, avait été touchée souvent et par plusieurs personnes, avait même subi une tentative d'application de forceps, timide heureusement, et, dans la crainte d'une infection possible, nous avons préféré appliquer la méthode de Porro qui en effet donne dans ces cas-là les meilleurs résultats ; parce qu'on supprime tout de suite l'organe dépositaire de l'infection, l'utérus, et comme on enlève aussi les annexes, si l'infection a été déjà portée plus loin, on peut, pour ainsi dire, la gagner de vitesse.

Je ne vous décrirai pas l'opération ; mais ici deux particularités, et je fais appel à vos souvenirs, sont dignes d'être notées. La première, c'est que le fœtus qui se présentait en OIGA, fortement amorcé, a donné quelques difficultés pour être rétiré, serré qu'il était par la tête et tellement serré, qu'outre la déformation due à la bosse séro-sanguine que vous avez pu apprécier, et qui faisait un singulier contraste avec la tête du précédent enfant, il y avait un enfoncement de l'angle postéro-inférieur du pariétal gauche sur lequel la partie écailleuse de l'occipital chevauchait d'un centimètre environ. Nous avions donc une déformation due non seulement aux parties molles, mais à l'aplatissement, sur l'angle sacro-vertébral, du pariétal postérieur. C'est par ce mécanisme de la diminution du volume de la tête, qu'elle est sollicitée à descendre par les fortes contractions d'un utérus de primipare. Et voilà comment s'engageaient les sommets, dans les bassins rétrécis, avant qu'on ait préconisé les interventions actuelles, et voilà aussi comment on retirait des enfants meurtris et des crânes fracturés par les applications de forceps au détroit supérieur ! Il y là un enseignement de la nature prise sur le fait que je vous engage à méditer ; si jamais vous étiez sollicités à appliquer le forceps dans ces conditions redoutables ; j'espère que vous ne céderiez pas à la tentation ? L'enfant retiré était cependant vivant, il pesait 2.700 grammes.

La seconde particularité a trait à la mère ! Au lieu de choisir le moment de l'intervention, nous l'avons subi, c'est-à-dire que nous avons opéré d'urgence. Or le col était complètement dilaté. Le canal utéro-vaginal ne formait plus qu'un conduit où le col aminci se confondait, pour ainsi dire, avec la paroi vaginale et la broche destinée à retenir le pédicule, c'est-à-dire le col, n'avait plus sur lui la même prise que dans le premier cas ; d'où une petite difficulté quand il a fallu placer la ligature, et, glissement des parties incomplètement serrées, ce qui a donné lieu à une hémorrhagie des utérines et de la paroi vaginale sectionnée. L'aorte fortement comprimée nous a heureusement laissé le temps de mettre des ligatures sur les vaisseaux béants et de suturer la section vaginale, le tout retenu au niveau de la partie inférieure de la section cutanée et formant un pédicule, je dirai d'occasion ou plutôt de nécessité.

Mais le résultat final a été le même et cette femme comme la précédente va très bien aujourd'hui.

L'une et l'autre n'ont pas eu de température et avaient commencé à nourrir leurs bébés : César et Césarine. C'est le nom que je donne à ces enfants pour rappeler leur origine et l'opération à laquelle ils doivent la vie. Le seul point noir est que l'allaitement maternel, pour des raisons diverses, n'a pu être continué, mais ces enfants sont à la section d'allaitement où ils se comportent fort bien. Quant aux mamans, elles se lèvent et vont sortir bientôt.

Un dernier mot, Messieurs, vous pourriez me demander si je n'aurais pas pu me contenter dans ces deux cas de la césarienne conservatrice? or pour le dernier, j'ai déjà répondu : la crainte, très justifiée de l'infection nous faisait un devoir impérieux d'agir ainsi. Pour le premier, si j'avais opéré dans un autre milieu, en ville, dans une famille aisée et régulière, peut-être me serais-je adressé en effet à la simple section, à l'hystérotomie. Mais, vous le savez, la clientèle à laquelle nous avons affaire, dans cet hôpital, nous impose de prévoir l'avenir et l'on pouvait se demander avec inquiétude si cette femme redevenant enceinte pour la seconde fois aurait la chance de tomber entre les mains d'un accoucheur de profession avant d'avoir subi des manœuvres dangereuses, sinon meurtrières, en tout cas, ouvrant la porte à une infection puerpérale, peut-être mortelle?

Il faut voir combien certaines femmes nous arrivent martyrisées, on peut bien le dire, par des praticiens qui ont de la conscience sans doute, mais une notion incomplète des indications d'un bassin vicié ?

Ces confrères, appelés par des accoucheuses, ne se résolvent la plupart du temps à nous envoyer les femmes en travail qu'après avoir tenté des manœuvres qu'ils croient légitimes et qui manifestement ne peuvent réussir qu'à estropier ou infecter leurs clientes. Messieurs, je n'incrimine pas, je raconte ! c'est donc par crainte de cet aléa que nous avons supprimé la fonction qui pourrait exposer une seconde fois cette ferme à être l'objet d'une intervention quelconque. Et puis, si comme vous le savez aussi, je suis très partisan des interventions qui ne portent point atteinte à la faculté de la reproduction et favorisent même la repopulation de la France, j'estime que des femmes dans cet état qui ont la chance d'avoir un enfant vivant ont suffisamment payé leur tribut à la conservation de l'espèce et à l'humanité.

VINGT-SIXIÈME LEÇON

HYSTÉRECTOMIE VAGINALE

MESSIEURS,

Vous m'avez demandé quelques explications techniques sur l'intervention que nous avons pratiquée avant-hier chez la femme, couchée au n° 2 de la salle de gynécologie, je vais vous les fournir sous forme de leçon clinique, car pour être fréquent ce cas ne laisse pas que de devoir nous intéresser. Il s'agit, comme vous l'avez vu, d'une jeune femme de 29 ans, ayant non seulement ce teint blanc mat des filles d'Albion, c'est une actrice anglaise, mais encore une pâleur qui indiquait de l'anémie par suite de pertes, assez abondantes et renouvelées, par les organes génitaux. La menstruation était irrégulière, profuse et fréquente. Il y avait non seulement des ménorrhagies, mais encore des métrorrhagies. Vous savez la différence qu'il y a entre ces deux termes dont le 1er est toujours en rapport avec la période des règles et le 2e au contraire est un écoulement sanguin dans la période intercalaire. Toutes les fonctions de cette malade se faisaient bien, elle n'est pas maigre et sa musculature est encore forte. Sa vie a été très mouvementée, elle a même dans une bagarre reçu deux balles de revolver, dont une dans la tête, elle lui a été extraite à St-Thomas hospital à Londres. De ses multiples fréquentations elle croit avoir contracté quelques accidents syphilitiques et malheureusement pour elle, il n'en est rien. Je dis malheureusement, car s'il est grave de prendre la syphilis, il n'est pas d'affection contre laquelle nous soyons mieux armés au point de vue thérapeutique et par des moyens médicaux. Vous allez voir que les choses étaient encore plus malheureuses. En effet, en examinant les organes génitaux, nous pouvons nous rendre compte de visu avec le spéculum et de tactu que son col utérin est gros, fongueux; les lèvres du museau de tanche évulsées, ulcérées, présentent comme de petits papillomes, saignants et saignants à ce point qu'à l'entrée de cette femme, M. Roulacroix, notre interne, dut mettre une pointe de feu sur une artériole qui donnait un jet de sang, au milieu de ces fongosités de la lèvre postérieure du col.

Je ne m'attarderai pas à discuter le diagnostic de l'affection que nous avions sous les yeux, c'était un épithélioma du col, c'est-à-dire un cancer, une tumeur maligne, un néoplasme dont le double caractère est de ne pouvoir se guérir spontanément et de récidiver quand on l'enlève soit par l'éradication, la cautérisation ou même par l'ablation de l'organe malade.

Cancer et épithélioma sont synonymes à cause de l'élément épithélial, globules épidermiques, tissu embryonnaire, que l'on rencontre dans ces tumeurs. Par leur peu de vitalité et leur reproduction active, ces éléments amènent la nécrobiose et ce sont les tissus mortifiés, gangrenés, qui, se mêlant au sang et aux liquides suintants, produisent cette odeur repoussante de l'ichor cancéreux. Ici, quand on pratiquait le toucher on détachait facilement des fragments de la tumeur sous forme de petits bourgeons, rappelant assez le chou-fleur, c'est cette forme végétante qui en avait imposé sans doute à quelque médecin qui avait parlé de végétations syphilitiques.

En poursuivant notre examen par le toucher, nous constations que le vagin, sans être très ample, permettait d'introduire facilement deux doigts nécessaires à l'exploration des culs-de-sac ; ce qui nous permit de reconnaître que ceux-ci étaient libres et d'autre part que l'utérus était encore mobile. De plus, il n'y avait pas de ganglions, ni pelviens, ni inguinaux. En somme, nous étions en présence d'un épithélioma du col, de tout le col, mais ayant respecté jusqu'à présent le corps de l'utérus et le vagin. Je dis jusqu'à présent, car la marche du cancer est essentiellement envahissante surtout chez les sujets jeunes et quand il a une évolution aussi rapide. La malade n'en avait eu les premières manifestations que depuis moins d'un an. Elle avait eu deux avortements il y a dix ans et sept ans et à ce moment elle paraissait ne pas encore être atteinte profondément.

Que fallait-il faire ? attendre ? C'était vouer cette femme à une mort misérable après quelques mois d'un état qui se serait aggravé rapidement et l'aurait amenée à cette cachexie cancéreuse, avec envahissement de tous les organes pelviens par le néoplasme, et qui se serait peut-être accompagné de douleurs atroces. Vous vous rappelez la femme, couchée au n° 3, qui avait une tumeur cancéreuse, ayant envahi la cavité péritonéale et qui n'avait pas un instant de calme, ni de repos ; qu'il a fallu morphiniser pour lui fournir quelques instants de sommeil dans les vingt-quatre heures. Et à ce propos, laissez-moi vous dire qu'on rencontre deux formes cliniques de cancer, au point de vue de la sensibilité. Les uns faisant souffrir le martyre par des douleurs atroces, térébrantes et incessantes, d'autres au contraire absolument indolores, c'est cette absence de sensibilité quelquefois qui nous fait constater le cancer trop tardivement, alors que l'envahissement des tissus s'oppose à toute intervention. Ici,il n'y avait que peu de douleur, mais la maladie n'en était pas moins grave pour cela. Il fallait donc faire quelque chose pour tâcher de pallier les dangers qui menaçaient notre malade.

En présence de l'âge, de la santé, bonne en apparence, de la limitation de la lésion à un seul organe et même à une partie d'organe, nous résolûmes, avec cette pensée de pouvoir enlever tout le mal, de faire bénéficier notre malade d'une opération radicale, c'est-à-dire d'une hystérectomie totale.

Or l'hystérectomie totale peut se faire par deux grandes voies : par l'abdomen, par le vagin.

L'hystérectomie abdominale est toujours possible, mais ici il eut fallu faire passer dans la cavité péritonéale cette portion ulcérée du col au risque d'infecter le péritoine. Il fallait pour un utérus, petit, mobile, sans lésion annexielle appréciable, procéder à une opération de conséquence, qui a sans doute ses indications univoques, mais qui ne se légitimait pas ici, car par le vagin, il nous était permis d'enlever l'organe tout entier, par une voie pour ainsi dire sous-péritonéale, puisqu'elle n'intéresse le péritoine que dans les culs-de-sac antérieur et postérieur. Bref, les conditions favorables à l'hystérectomie vaginale existaient dans ce cas, à savoir : ampleur du vagin ; culs-de-sac indemnes, mobilité et petit volume de l'utérus ; c'est à cette dernière méthode que nous avons cru devoir recourir et je vais maintenant vous expliquer en détail ce que nous avons fait :

La malade convenablement préparée, aseptisée et chloroformée, l'intestin et la vessie bien entendu soigneusement vidés ; nous avons découvert avec deux valves (antérieure et postérieure), puis saisi le col avec une grosse pince à triple griffe. Vous avez pu vous rendre compte combien friable était ce col. C'était là une mauvaise condition pour fixer les pinces, aussi en avons-nous mis une seconde sur la partie la plus reculée, sur le tissu qui semblait offrir le plus de résistance, de façon à pouvoir avec ces points d'appui attirer le col aussi bas que possible. Alors a commencé véritablement l'opération par le décollement de l'utérus en avant et en arrière, soit l'ouverture des deux culs-de-sac : vésico-utérin et vagino-rectal.

Pour bien vous faire comprendre la maœuvre, permettez moi de vous rappeler les rapports de l'utérus *in situ*.

Outre les ligaments ronds qui maintiennent la matrice en avant, les ligaments utéro-sacrés qui la maintiennent en arrière, et ce sont ces derniers qui cèdent et s'allongent pour permettre le glissement de l'organe, les ligaments larges qui l'assujettissent sur les côtés, il existe encore des adhérences intimes en avant et en arrière.

En avant, le bas-fond de la vessie est uni au tiers inférieur de l'utérus par un tissu cellulaire, peu abondant, qui permettra bien le glissement quand on aura opéré le clivage par la dissection, isolant ainsi : la vessie en avant, la face antérieure de l'utérus en arrière, mais qui est cependant assez serré pour rendre les deux organes solidaires. De cette solidarité je vous en ai fait souvent remarquer l'importance et je vous ai montré quelle était la conséqnence de la réplétion ou de la vacuité de la vessie sur la situation de l'utérus, sur sa direction et dans les suites de couches sur son défaut d'abaissement.

En arrière, dans le cul-de-sac postérieur, le rectum touche le cinquième supérieur du vagin et ne monte pas jusqu'à la matrice, mais cette conjonction des deux conduits, vaginal et rectal, apporte là encore des moyens de fixité d'union, qu'il faudra intéresser, si vous voulez passer derrière l'utérus librement.

Autrement dit, pour isoler l'utérus, il faudra inciser le cul-de-sac vésico-utérin, ce repli du péritoine qui se réfléchit de la face postérieure de la vessie sur la face antérieure de l'utérus et inciser aussi le cul-de-sac postérieur pour aller perforer, couper, le cul-de-sac de Douglas.

C'est ce que nous avons fait et c'est là un double temps délicat de l'opération : l'ouverture du cul-de-sac postérieur est facile, rarement compliquée ; en soulevant fortement en avant le col on fait saillir deux ou trois petits replis longitudinaux de la muqueuse vaginale que l'on incise en dirigeant la lame de l'instrument (bistouri) ou la pointe (ciseaux) vers la face postérieure du col. On tombe très rapidement sur le Douglas et l'on agrandit de suite l'incision avec le doigt ou en enfonçant les ciseaux ou une pince et les retirant ouverts. Pour le cul-de-sac antérieur, c'est un peu plus difficile.

Il faut avoir bien soin après avoir circonscrit le col par une incision courbe au niveau de son insertion sur l'utérus, de suivre le tissu utérin et de le raser, jusqu'à ce qu'on ait dépassé l'insertion du bas-fond de la vessie pour arriver sur le repli péritonéal qu'on incisera alors en toute sécurité.

Ayant fait cela vous avez accompli deux temps importants de

l'opération, mais vous n'avez pour ainsi dire pas encore touché au département vasculaire de la région et vous allez maintenant être aux prises avec ce qu'il y a de plus dangereux, je veux dire avec les vaisseaux et avec l'hémostase.

Vous savez en effet que c'est par les côtés que s'irrigue l'utérus et même le vagin. Les artères utérines et vaginales, à l'étage inférieur, les artères utéro-ovariennes à l'étage supérieur, apportent à cette région une riche vascularisation et comme il faut détacher l'utérus sur les côtés, c'est-à-dire des ligaments larges, il importe de traiter ces organes en conséquence.

Quand vous aurez donc introduit votre doigt gauche dans la brèche que vous venez de faire en avant, vous irez reconnaître le fond de l'utérus, vous le glisserez vers la gauche et vous pourrez dans la majorité des cas, en abaissant fortement la matrice, accrocher le ligament large gauche, si vous y réussissez tout est pour le mieux et tout va devenir facile. Il faudra en effet, votre index resté en place, faire tirer sur l'utérus et avec votre main droite placer une longue pince courbe dont vous soyez sûr, sur le ligament, de sa base à son sommet le bec de la pince dépassant celui-ci — puis serrer à bloc — tous les vaisseaux de ce côté seront donc comprimés, forcipressés et vous pourrez alors couper avec de longs ciseaux courbes au raz du bord de l'utérus en dedans de la pince le ligament large, sans qu'il donne du sang. A ce moment l'utérus descendra et le tirant à droite, vous en verrez la corne gauche. Saisissant alors l'organe à pleine main, ce ne sera qu'un jeu de mettre une pince symétrique sur l'autre côté et couper l'autre ligament et l'opération sera faite. Vous avez dans la main l'utérus tout entier. Telle est l'hystérectomie *idéale*.

Dans la pratique ce n'est presque jamais aussi simple. Vous avez mis et bien mis votre première pince et quand vous avez coupé le ligament large, la partie du tissu qui est près de l'articulation glissera, ou bien le bout de la pince laissera échapper une portion du ligament comprimé. Ou bien encore la pince n'aura pas pu comprendre dans sa striction toute la hauteur du ligament et le résultat sera une hémorrhagie. De même de l'autre côté. Il faudra alors mettre une deuxième et quelquefois une troisième et même une quatrième pince de diverse forme et de divers calibre ; bref, il faudra mettre autant de pinces que vous trouverez de points fournissant du sang. L'important est de ne pas laisser votre femme perdant ce liquide précieux ; il ne faut pas vous payer de mauvaises raisons et vous dire c'est une hémorrhagie veineuse, c'est une hémorrhagie en nappe ! tout écoulement sanguin venant du fond du vagin, des côtés profonds, est fourni par une artériole qui aura échappé à la compression et vous voyez d'ici l'impossibilité de l'hémostase spontanée. En pareille occurrence, écartez donc le plus possible les parois du vagin, éclairez le mieux possible le champ opératoire et pincez le vaisseau qui donne. Vous mettez ainsi 7, 8, 10 pinces. Péan a mis plusieurs fois des 20 pinces, peu importe ; ce qu'il faut, c'est que l'opérée ne saigne pas.

Notre opérée a perdu très peu de sang, mais nous avons été obligé de mettre 8 pinces, qu'elle a très bien supportées. Vous avez vu ce matin qu'elle est en très bon état.

Ces pinces nous les laissons 48 heures. C'est le temps qu'il leur faut pour oblitérer sûrement les vaisseaux. M. Richelot qui est l'auteur des pinces à demeure le conseille ainsi après une grande expérience. Il nous est arrivé de les enlever après 24 heures sans accident, c'est-à-dire sans hémorrhagie secondaire, mais sur le conseil du chirurgien que je viens de citer, nous nous sommes rallié à une période plus longue, soit 2 fois 24 heures. Enfin pour peu qu'on ait quelque crainte on pourrait les laisser 12 ou 24 heures de plus.

On leur a reproché de mortifier les tissus et de produire des eschares qui peuvent en tombant détacher des parties d'organes sphacélés. Il est certain que si l'on a pincé la vessie ou le rectum, il pourrait en résulter des fistules vésico ou recto-vaginales ; c'est là un accident opératoire imputable au chirurgien et qui ne prouve pas que la petite mortification des tissus soit préjudiciable à l'opérée ni n'influe sur le résultat de l'opération.

Vous avez vu le pansement post-opératoire, la sonde uréthrale mise à demeure et aujourd'hui l'enlèvement des pinces et le pansement consécutif, je n'insiste pas.

Vous allez me demander maintenant quel procédé j'ai suivi dans la technique que j'ai appliquée. Ma foi ! je ne saurais trop vous le dire, c'est le procédé de Demons, modifié par Richelot, en adoptant les pinces à demeure au lieu de la ligature des ligaments larges, ce qui abrège singulièrement le temps de l'opération, c'est en somme l'hystérectomie de l'utérus entier. Méthode qui pour ce qui concerne son application au cancer (?) a été innovée par Demons. Mais en se vulgarisant cette méthode s'est perfectionnée et aujourd'hui on ne saurait trop à qui en faire la dédicace ; Muller, en Allemagne, Quénu, en France, l'ont modifiée en sectionnant, une fois décollé, l'utérus en son milieu et abaissant chaque moitié, ce qui facilite la mise en place des pinces ; Doyen sectionne l'utérus seulement sur le milieu de sa paroi antérieure et trouve ainsi plus de facilité à l'abaisser. Tous ces procédés ont leur indication dans certains cas. Je tiens pour bon, surtout dans le cancer, que si l'on peut retirer l'utérus entier on n'y ait pas recours. Il est d'autres cas pour lesquels Péan et Segond ont conseillé le morcellement et ont préconisé une méthode qui trouvera ses applications toutes les fois que la partie à enlever aura un certain volume ou que l'utérus enclavé ne pourra être amené à l'orifice vulvaire. Nous en réservons la description quand l'indication s'offrira à nous de la mettre à contribution.

Et maintenant quel fonds devons-nous faire sur le résultat de notre intervention. Il y a lieu d'examiner la question à un double point de vue. Le résultat immédiat sera heureux. En sera-t-il de même du résultat lointain ? En d'autres termes, n'y aura-t-il pas récidive ? Nous ne pouvons exprimer que de très grandes craintes à cet égard. D'après les documents publiés jusqu'ici on peut dire que la récidive est la règle et la guérison définitive l'exception. Cependant il n'est pas de discussion dans les congrès ou les sociétés savantes où plusieurs chirurgiens n'aient apporté des faits consolants et que l'on peut considérer comme de véritables guérisons. Tels Ott (de Pétersbourg) Landau qui ont des opérées guéries depuis 6, 8, 10 et 12 ans, tels les chirurgiens français Quénut, Terrier, Hartmann, Routier, depuis 5 ans, Richelot depuis 13 ans 1/2, 11 ans, 10 ans et 9 ans et bien d'autres et tout compte fait il y aurait 30 0/0 de guérisons qu'on pourrait considérer comme définitives. Je crois qu'en adoptant ce chiffre on serait un peu trop optimiste, mais enfin il doit nous encourager à tenter de délivrer les malheureuses femmes, atteintes de cancer, de cette atroce maladie qui, j'en ai bien peur, restera encore longtemps le point noir de la chirurgie.

VINGT-SEPTIÈME LEÇON

PÉRITONITE SUPPURÉE

Messieurs,

Vous avez assisté, avant les vacances, à une intervention abdominale sur la jeune femme, couchée au n° 4 de la salle de Gynécologie ; je désire aujourd'hui vous entretenir de cette malade qui, au point de vue clinique, est un cas très intéressant, quoique en réalité il ne soit pas rare, surtout dans un service de clinique gynécologique.

Pourquoi l'avons-nous opérée ? en quoi a consisté l'opération ? Quel en a été le résultat ?

Vous vous rappelez que cette personne, âgée de 20 ans, a été transportée ici dans un état grave, elle est aujourd'hui en voie de guérison, quelle est son histoire ?

A son arrivée, le 10 février 1904, elle n'avait qu'une température de 37°5 ; mais le pouls était petit, comptait 110 pulsations. Elle était maigre, pâle et avait les trais tirés, les yeux brillants, bref sa physionomie nous rappelait celle des phthisiques.

Nous la trouvons dans le décubitus dorsal, il lui est impossible de se remuer sans souffrir et le siège de ses souffrances était dans l'abdomen.

Nous constatons une défense des parois abdominales des plus marquées et une sensibilité exquise, surtout dans l'hypogastre et dans la fosse iliaque droite. Dans ces régions que nous ne pouvons toucher qu'avec d'extrêmes précautions, tant est grande leur sensibilité, nous trouvons avec le point douloureux de Mac Burney une sorte d'empâtement, de plastron qui nous permet cependant de percevoir de la fluctuation.

Par le toucher vaginal, nous sentons que l'utérus n'est pas abaissé, que les culs-de-sac sont libres en avant, à gauche et en arrière, mais celui du côté droit est légèrement saillant et peu douloureux ; ce qui contraste avec la douleur réveillée par le contact de la main appliquée sur l'abdomen. Le col est libre, fermé, il a sa consistance normale.

Si nous interrogeons la malade, elle nous raconte qu'elle a toujours été réglée, c'est-à-dire tous les mois, quoique à des intervalles qu'elle ne précise pas d'une façon exacte ; qu'elle est allée à Nice avec sa mère et qu'en revenant, sans s'être pourtant fatiguée, elle a commencé à souffrir du côté droit, ses règles étaient apparues en chemin de fer. Elle n'est pas constipée, mais les selles sont un peu difficiles et ont besoin d'être sollicitées. La miction est un peu douloureuse. Elle dit n'avoir pas de pertes blanches, ni avoir jamais eu d'accidents qu'on puisse rattacher à la syphilis.

Messieurs, je dois d'abord vous dire que si les hystériques sont réputées pour pratiquer le mensonge couramment et sans raison, il y a beaucoup de femmes qui vous trompent ; je m'explique : qui vous induisent en erreur par leurs réponses, ou que celles-ci soient intéressées, ou qu'elles soient le résultat d'une fausseté inconsciente et due en grande partie à la peur ou à l'imagination. Bien des femmes en effet, par appréhension de l'intervention chirurgicale, n'osent pas ou ne veulent pas tout dire !

Dans le cas qui nous occupe, le voyage à Nice avec la mère n'avait été qu'une fugue, avec quelqu'un qui divertissait autrement la malade, et qui, avant ou pendant, avait été la cause première de l'état que nous constations, en voici la preuve : 1° dans la région vulvaire, nous trouvons des cicatrices de plaques muqueuses ; 2° par le cathétérisme nous trouvons du pus dans l'urine ;

3° à l'examen de la sécrétion du col utérin nous trouvons du gonocoque. En somme, cette petite femme était doublement infectée ; par la syphilis qui n'a rien à faire ici et par la blennorrhagie qui est importante, puisque c'est à l'infection gonococcique que nous devons attribuer le principal rôle dans son affection. Donc diagnostic actuel : péritonite suppurée ; diagnostic étiologique : salpingite gonoccocique et vous allez voir l'importance de cette forme particulière de l'inflammation tubaire.

Dans les salpingites, il y a généralement des poussées successives et lorsque les collections qui s'amassent dans la cavité de la trompe ne sont pas dues à un agent infectieux, l'un des premiers processus de ces poussées inflammatoires est l'oblitération de l'orifice abdominal du conduit ; dans les infections au contraire soit puerpérales, soit gonococciques, cette oblitération ne se produit pas toujours et le pus s'épanche alors dans le péritoine pelvien sans que les adhérences du pavillon aient pu empêcher cette diffusion de l'agent pathogène. C'est pourquoi en face de cette malade, nous avons diagnostiqué une péritonite purulente, soit à la suite d'une inflammation gonorrhéique, soit à la suite d'un avortement dissimulé ? car nous n'avions pas encore fait l'examen bactériologique. Certainement nous avions les dénégations de la malade, mais vous avez pu voir quelle créance il fallait donner à ce qu'elle nous racontait ; cependant l'état du col et le volume de l'utérus nous paraissaient éliminer l'hypothèse de l'avortement. Pourquoi avons-nous éliminé aussi de notre diagnostic l'hématocèle, la grossesse ectopique et l'appendicite auxquelles on aurait pu penser ?

D'abord parce que l'hématocèle vient bien, comme la malade disait qu'était apparue son affection, au moment des règles, mais elle n'a pas une pareille marche. Les accidents sont soudains et l'on trouve toujours une tumeur dans l'excavation, généralement dans le cul-de-sac de Douglas et des commémoratifs d'hémorrhagie interne. Pareillement dans la grossesse extra-utérine, il existe dans le bassin une tumeur annexielle ou rétro-utérine, avec des signes de grossesse qui, autant que nous avons pu le débrouiller, n'existaient pas chez cette femme.

Quant à l'appendicite, elle ne commence pas par des troubles utérins et s'il est difficile de ne pas confondre quelquefois l'annexite avec l'inflammation de l'appendice, il existe, dans celle-ci, des troubles fonctionnels du côté de l'intestin plus accentués, et au début, qui faisaient défaut ici ! Lorsque l'inflammation du péritoine pelvien se propage à la fosse iliaque droite, lorsqu'il s'établit des adhérences, par des fausses membranes, il est évident que l'appendice peut être pris secondairement ; mais ce n'est là qu'une appendicite consécutive et par propagation.

Ce qu'il faut bien retenir, chez notre malade, c'est qu'il y avait du pus dans le bassin et la partie inférieure de l'abdomen, pus constaté localement par la palpation (empâtement, fluctuation) et par les symptômes généraux (frisson, élévation de température) le deuxième jour de son entrée.

Or, d'après nos maîtres les plus autorisés en chirurgie, la présence du pus dans l'organisme commande comme indication première et nécessaire son évacuation au dehors et j'ajouterai qu'il est plus dangereux aujourd'hui de temporiser que d'intervenir, aussi sommes-nous intervenus !

Comment avons-nous procédé ? Par la méthode, dite sous-péritonéale, préconisée par notre maître, collègue et ami, le professeur Pozzi.

Dans les collections purulentes du péritoine, il y a, et c'est bien heureux, agglutination de la séreuse et formation de fausses membranes qui cloisonnent la cavité péritonéale au-dessus du liquide purulent, limité par une sorte de dôme de fausses membranes, formées rapidement ; il y a isolement du foyer, séparation de la partie saine de la séreuse. Quand ces phénomènes ne se produisent pas, on se trouve en face de péritonites diffuses ou généralisées dont vous comprenez toute la gravité et contre lesquelles l'art est presque toujours impuissant. Il s'agira donc toutes les fois que l'on peut compter sur les adhérences, enkystant le foyer purulent, de l'évacuer en ménageant ces adhérences, de le mettre à jour pour prévenir, en drainant, la propagation à la partie du péritoine non encore atteinte.

C'est ce que nous avons fait, par une incision assez semblable à celle mise en pratique pour la ligature de l'iliaque externe qui permet de refouler le péritoine en haut et en dedans.

Vous avez vu, à peine le fascia *superficialis* incisé, sourdre un flot de pus, un demi-litre environ, avec cette odeur particulière que donne toujours le voisinage de l'intestin.

Le doigt qui explore la cavité ouverte trouve des fausses membranes limitant et circonscrivant le foyer de l'abcès entre l'utérus, le ligament large et le cæcum. Après un lavage et un assèchement complet avec la gaze stérilisée, nous plaçons un drain double entouré de gaze et la malade est remise dans son lit ; nous lui administrons 200 grammes de sérum artificiel par la méthode sous-cutanée. Bien-entendu l'opération a été faite sous le chloroforme ; cinq grammes ont suffi pour l'endormir.

Les suites de cette intervention ont été, comme le plus souvent, des plus simples et aujourd'hui la malade est en voie de guérison.

Messieurs, cette observation soulève plusieurs points de pratique chirurgicale qu'il est bon de mettre sous vos yeux. Pour bien vous les faire comprendre, remontons un peu plus haut que l'époque actuelle, un peu plus loin que votre génération où régnait déjà la doctrine pastorienne et par voie de conséquence la pratique de l'antisepsie. Ceux d'entre vous qui sont curieux des choses du passé, et il faut toujours l'être, pourront se rendre compte de l'évolution de cette question des suppurations pelviennes et abdominales, en lisant d'abord le chapitre, si bien traité, au point de vue clinique, du phlegmon de la fosse iliaque de l'ouvrage de Grisolle.

Il ne faut pas en effet croire que les notions très exactes, ou du moins qui nous semblent telles aujourd'hui, que nous possédons sur les questions de chirurgie n'ont pas un lien direct avec les connaissances de nos prédécesseurs. Si le progrès nous a permis, à nous autres chirurgiens, d'être plus entreprenants dans des affections réputées mortelles autrefois, et de sauver un plus grand nombre de malades, c'est par étapes successives que nous y sommes arrivés et grâce à l'antisepsie. Mais tout ce qui regarde l'observation clinique, tout ce qui pouvait être résolu par elle seule a été traité et très bien traité, avant nous, par des hommes de valeur dont la gloire reste intacte, même après leurs revers, même après nos succès ! je veux dire, en ce qui concerne la question que nous traitons, que jadis on connaissait très bien la marche et le pronostic de ces suppurations, mais on en connaissait mal la pathogénie, ce n'est que depuis quelques années qu'on a assigné aux salpingites le rôle important qui se justifie tous les jours (1).

L'ovarite des anciens, ou au moins l'ovarite simple, j'entends celle qui se confine dans l'ovaire, que l'on croyait fréquente est au contraire rare et bien souvent si l'ovaire est malade, c'est consécutivement à l'inflammation, suppurée ou non, des trompes. La doctrine de l'infection ascendante venant de l'utérus ou même du vagin n'est que de date récente, comme du reste pour les voies urinaires, la pyélite ascendante. Cette infection due au passage d'agents microbiens pathogènes de la trompe dans le péritoine pelvien explique non seulement les phénomènes réactionnels qu'on observe alors mais encore a permis de limiter le nombre des péritonites essentielles et même de les éliminer complètement du cadre nosologique contemporain. Nous n'admettons plus aujourd'hui que des péritonites septiques, dont les agents étiologiques sont le coli-bacille, le streptocoque ou le gonocoque et même le pneumocoque, qu'ils viennent de l'intestin, de la vésicule biliaire ou des organes génitaux. Il y a encore, il ne faut pas l'oublier, la péritonite tuberculeuse où l'on retrouve, comme agent microbien, le bacille de Koch.

Le conduit de la trompe peut charrier le pus ou un élément sep-

(1) Ferrier et Hartmann ont trouvé, sur 47 cas de suppuration pelvienne où le siège initial de la lésion a pu être diagnostiqué, 42 fois le foyer en rapport avec la trompe, 3 fois l'abcès était essentiellement ovarien, 3 fois ils ont trouvé l'appendice adhérent, enflammé ou perforé, une seule fois ils ont observé l'existence d'une pelvi-péritonite à loges suppurées multiples (*Ann. Gyn.*, 1893, t. I, p. 417).

tique et le verser dans la cavité péritonéale ! Non seulement cela se conçoit aisément au point de vu spéculatif, mais cela a été observé directement dans certaines salpingectomies.

Vous n'ignorez pas qu'il peut y avoir aussi un autre vecteur de l'agent septique, microbien ou toxique, c'est la voie lymphatique. Les travaux de Lucas-Championnière ont montré le rôle et l'importance du système lymphatique dans la pathogénie des suppurations pelviennes, surtout dans l'état puerpéral, post partum, et, l'on a d'autre part, ils le méritent trop souvent, assigné un rôle prépondérant aux sinus utérins, dans l'éclosion des accidents puerpéraux.

Bien que nous ne nous occupions pas aujourd'hui de ces complications puerpérales, on peut dire que ces trois portes ouvertes à l'infection expliquent comment vous observerez tantôt des septicémies graves et généralisées d'emblée, tantôt des septicémies localisées avec un degré moindre de gravité et de soudaineté. Le siège et la forme de ces collections purulentes seront différents selon la voie suivie par l'agent infectieux : c'est ainsi que vous observerez le plus souvent le phlegmon ayant pour siège le tissu cellulaire sous-péritonéal, la cellulite pelvienne, après la propagation lymphatique ; et, la collection purulente pelvienne, à la base du ligament large, le phlegmon de la gaine hypogastrique (Delbet), dans la propagation par la trompe. Le phlegmon du ligament large sera abdominal, le premier sera génital et par l'examen vous diagnostiquerez celui-ci par le toucher, l'autre par le palper.

Cette remarque vous fait voir que telle forme de suppuration abdomino-pelvienne comportera une indication différente, non point pour intervenir, ce qui est toujours urgent, mais dans la façon d'intervenir, ou plutôt dans la voie que vous choisirez pour donner issue au pus. Dans le phlegmon du ligament large, dans le phlegmon de la fosse iliaque, vous agirez, comme nous vous l'avons montré, par la voie abdominale ; tandis que vous attaquerez le phlegmon périmétritique saillant dans les culs-de-sac, par la voie vaginale et plus particulièrement par l'ouverture du cul-de-sac postérieur.

Et dans ce dernier cas qui affecte quelquefois une forme chroque à poussées successives, on a proposé même une intervention plus radicale : l'hystérectomie vaginale, de façon à ouvrir largement par cette brèche, les poches multiples remplies de pus encapsulé. C'est la méthode de Péan-Segond qui trouve ses indications dans certaines formes graves de suppurations pelviennes ; mais qui ne nous semble pas devoir être généralisée autant que le voulaient ses auteurs.

Nous aurons du reste, dans le courant de l'année l'occasion, de traiter plus amplement cette question qui mérite un examen approfondi.

VINGT-HUITIÈME LEÇON

DIAGNOSTIC DIFFÉRENTIEL DE DEUX TUMEURS DE LA FOSSE ILIAQUE DROITE

Messieurs,

Aucune affection n'exerce plus la sagacité du chirurgien que les tumeurs de l'abdomen. Il y a là un diagnostic rendu difficile par la multiplicité et la variété des organes qu'il contient, surtout si l'on y ajoute les organes génitaux internes de la femme, situés, comme vous le savez, dans la cavité pelvienne. Mais si ces derniers à l'état normal et principalement à l'état de vacuité sont toujours cachés profondément dans le bassin, il n'en est plus de même à l'état pathologique. Nous pouvons même dire que la plupart des tumeurs de l'abdomen chez la femme sont dues à un développement pathologique de ces organes, en dehors de la gravidité, bien entendu, où la tumeur est physiologique quand on a affaire à une grossesse normale. C'est pourquoi je veux attirer aujourd'hui votre attention sur deux faits qui viennent de se passer dans le service et qui concernent deux malades, présentant toutes deux une tumeur de la fosse iliaque droite, tumeur fluctuante, se compliquant de phénomènes péritonéaux et ayant chacune donné lieu à une intervention chirurgicale importante, quoique différente.

Je viens de vous signaler immédiatement les points de ressemblance de ces deux cas qui, grâce à la suggestion de l'un, aurait pu faire supposer que le second était semblable au premier ; mais vous allez voir combien au contraire ils différaient et combien le diagnostic vérifié par l'opération était aussi différent. Voici l'observation de notre première malade :

Obs. — R. V..., mariée à 19 ans, entre le 8 janvier 1903 dans la salle Sakakini, en proie à de fortes douleurs dans le ventre qui l'ont obligée à venir nous demander nos soins. C'est une VIIpare qui a aujourd'hui 35 ans et a eu 8 enfants, ayant eu une grossesse gémellaire. Le dernier accouchement remonte à un mois, il a été normal. Seulement, six jours après sa délivrance des phénomènes de fièvre avec douleurs dans l'abdomen et pertes séro-sanguinolentes, lui font garder le lit. 15 jours après, le ventre, toujours douloureux grossit, dit-elle, et nous la trouvons dans l'état suivant, au moment où elle entre à l'hôpital. La fosse iliaque droite est le siège d'un empâtement qui remonte jusqu'à l'ombilic et dépasse un peu la ligne médiane. Cette tuméfaction mesure 15 centimètres dans le sens vertical et 16 centimètres dans le sens transversal. La palpation est douloureuse ; cependant en plaçant les deux mains aux deux extrémités d'un des diamètres de cette tumeur qu'on circonscrit très bien, on arrive à déterminer et à percevoir une fluctuation profonde. La vessie n'est pas distendue, mais se vide mal, le cathétérisme est nécessaire. L'intestin fonctionne bien, ce qui fait écarter l'idée d'une appendicite.

Au toucher vaginal, on sent le cul-de-sac droit rempli par une tumeur, arrondie, très saillante, en communication manifeste avec la tumeur abdominale, ce dont on s'assure par le palper bi-manuel. De plus, on perçoit dans ce cul-de-sac latéral droit des battements artériels.

L'utérus est repoussé à gauche et en arrière, en latéroversion, pas d'écoulement par le col. Température : 38° ; pouls : 90. Diagnostic : Phlegmon du ligament large droit avec migration du pus dans l'abdomen.

Traitement : expectative armée, glace sur le ventre, injections vaginales chaudes, boissons toniques, opium.

Le 13, après un dernier examen nous nous décidons à intervenir par la voie abdominale et à ouvrir cette collection purulente, là où la fluctuation est le plus manifeste et le plus superficielle, c'est-à-dire à deux travers de doigt au-dessus de l'arcade crurale droite et en dedans de la crête iliaque.

Pourquoi, puisque la tumeur bombait dans le bassin, ne l'avons-nous pas attaquée par le cul-de-sac latéral droit? C'est que la sensation de flot était mal transmise, quoique perceptible et que sous le doigt nous sentions battre une artère utérine et qu'alors, outre la possibilité d'une hémorrhagie, en ouvrant le cul-de-sac postérieur où les battements ne se sentaient pas, la fluctuation n'étant pas très nette, nous aurions eu moins de chance de tomber en plein sur le foyer qu'en procédant par en haut, sauf à faire une contr'ouverture après avoir vidé l'abcès. C'est ce qui fut fait : nous trouvâmes par l'incision abdominale une quantité de pus, verdâtre, bien lié, pus des abcès chauds, qui peut être évaluée à un litre environ. Le doigt porté de haut en bas vers le Douglas n'arrivait pas à le déprimer. Il y avait là une sorte de cloison transversale, formée sans doute par des fausses membranes, qui limitait le toucher, et pareillement en pénétrant par en bas, on n'arrivait pas sur le doigt explorant par en haut. Je crus cependant qu'il serait bon de ménager un écoulement pour le pus par le point le plus déclive, c'est une indication que je vous engage à ne jamais négliger, et j'incisai le cul-de-sac postérieur pour arriver, en pénétrant très haut et en perforant le plafond formé par les fausses membranes, avec le doigt, sur le foyer dans lequel j'avais introduit l'index de l'autre main. Je pus non sans quelques efforts établir la communication : nous mîmes un drain sortant par le vagin et fîmes un grand lavage.

La malade très affaiblie, relevée par du sérum, est aujourd'hui bien et en voie de guérison.

Ainsi donc nous avons eu affaire, ici, à une tumeur fluctuante due à une suppuration, produit de l'infection puerpérale, qui s'est éteinte dans cette localisation. Ce sont des faits de ce genre qui ont sans doute inspiré le professeur Fochier dans sa pratique des abcès de fixation. Je ne donnerai pas aujourd'hui mon appréciation sur cette méthode, car cela nous entraînerait trop loin.

La seconde femme, soumise à notre observation, présente encore plus d'intérêt, surtout au point de vue du diagnostie. Voici son histoire résumée :

Obs. — Femme de 38 ans, ayant accouché, il y a quatorze ans, à la Maternité. Rien de particulier à noter, règles, depuis ce temps-là, généralement normales. Un peu de métrite et de leucorrhée, il y a dix ans, ayant nécessité un traitement médical, dit-elle. Depuis lors elle sentait comme la matrice basse quand elle allait à la garde-robe ou qu'elle restait longtemps debout. Bien réglée pourtant en septembre dernier, elle voit son écoulement menstruel très réduit en octobre. Il ne dure qu'un jour et il est peu abondant. Le 27 novembre, les règles réapparaissent, sans phénomènes douloureux, sans augmentation de la quantité de sang, mais l'écoulement qui durait habituellement 4 à 5 jours ne s'arrête pas. Le 15 décembre la perte dure toujours. Dans la nuit du 15 au 16 décembre, douleurs violentes dans les reins et le bas-ventre. Au matin expulsion d'une membrane, accompagnée d'un petit caillot et dès ce moment l'écoulement sanguin disparaît complètement.

Un pharmacien examina la membrane et crut à un avortement.

Les douleurs se calment et l'hémorrhagie ne reparaît pas !..

Le 26 décembre dans la soirée, douleurs abdominales très violentes. Le ventre devient dur et sensible à la pression, surtout dans la fosse iliaque droite, pertes sanguinolentes abondantes, fièvre avec frisson, la femme est obligée de garder le lit.

Les jours suivants se développe dans la fosse iliaque droite une tuméfaction qui décide la malade à entrer à l'hôpital le 9 janvier 1903. Glace sur le ventre, injections chaudes, lait, opium, je la vois le 13 janvier, à l'examen elle paraît anémique : conjonctives et lèvres pâles, facies jaune paille. Température : 38°3 ; pouls : 90 ; tension : 11 centimètres. L'abdomen est dur, les muscles droits contractés ; à la palpation, gâteau empâté dans la région malade, remontant à 4 travers de doigt au dessus de l'arcade crurale et débordant la ligne médiane ombilico-pubienne de 2 centimètres environ. Tout à fait en dedans de l'épine iliaque antéro-supérieure, fluctuation manifeste. Du côté gauche, près de la ligne médiane on peut sentir le fond de l'utérus. Matité à ce niveau et jusque sur le pubis. La vessie se vide normalement.

Au toucher vaginal, utérus abaissé et refoulé en avant derrière le pubis. Le col est presque à la vulve, regardant directement en avant. Dans le cul-de-sac postérieur on sent une tumeur arrondie, rénitente, séparée du col par un sillon profond qui fait penser à une rétroflexion d'un utérus prolabé, pas de fluctuations par le toucher bi-manuel.

A quoi devions-nous penser en présence de ce tableau clinique et de ces commémoratifs ?

D'abord qu'il y avait, comme chez la précédente malade, et

c'est en cela qu'on peut les rapprocher, une collection liquide faisant une double saillie, dans le cul-de-sac vaginal et dans l'abdomen, dans la cavité pelvienne et dans la cavité abdominale ! Mais là s'arrête la comparaison. En effet, s'il était manifeste que chez la première malade, nous avions pour ainsi dire un résidu d'inflammation, la cause et la marche de la maladie étaient bien différentes chez la seconde. Et tout d'abord, Messieurs, laissez-moi vous dire l'impression première que j'éprouvais en voyant le facies de celle-ci. Je pensais tout de suite que cette femme avait dû perdre beaucoup de sang, elle avait la physionomie de la cachexie anémique et puisqu'elle n'en avait perdu que très peu au dehors, c'est qu'elle avait peut-être une hémorrhagie interne, c'est-à-dire une hématocèle rétro-utérine que venait, du reste, confirmer l'examen direct des organes, sièges de la tuméfaction ; d'autre part, d'après la feuille de température, température : 38°3, puis 37°, il n'était pas difficile de deviner que cette femme avait eu une poussée péritonitique qui s'était refroidie et dès lors il devenait naturel de penser à une grossesse extra-utérine laquelle a des rapports si étroits, vous le savez, avec l'hématocèle.

Et pour moi, comme pour vous, les hypothèses du diagnostic se limitaient à ces deux suppositions, et l'incertitude disparaissait par l'interrogation minutieuse de la marche de cette hémorrhagie interne. C'était une grossesse tubaire de 2 mois à 2 mois 1/2, éclatée le 26 décembre 1902 ! En effet, que nous dit cette malade : 1° que ses règles étaient devenues irrégulières, presque absentes en octobre et continues depuis le 27 novembre ; 2° que le 16 décembre elle avait rendu une *peau* qui était sûrement une caduque ! ce qui est un très bon symptôme de grossesse extra-utérine ; 3° qu'elle avait eu dans la soirée du 26 décembre des douleurs abdominales violentes et que son ventre était devenu dur et douloureux ; 4° que la fièvre s'était allumée et qu'elle avait eu des frissons et qu'enfin à bout de forces et de souffrances, elle avait dû se faire porter à l'hôpital.

Eh bien, Messieurs, ce sont là les symptômes qui accompagnent fort souvent les grossesses ectopiques au début, et si en face de cette symptomatologie l'examen objectif correspondait à la sensation que donne ce genre de grossesse, on devait avoir un diagnostic ferme. C'est ce qui avait lieu. Rappelez-vous que dans les grossesses extra-utérines, on trouve une double tumeur : utérus d'un côté, kyste fœtal ou simplement hématique de l'autre. Et ce qui est très manifeste, après le 5e mois, quand le fœtus a acquis des proportions qui peuvent le faire reconnaître d'une façon certaine, doit avant cette époque vous faire penser à une grossesse ectopique quand vous retrouvez aussi deux tumeurs, l'une s'accompagnant de phénomènes péritonéaux. Cette femme avait en somme un kyste fœtal ou plutôt embryonnaire, je veux dire contenant un embryon et nous pouvons dire le moment où il s'était déchiré et avait inondé la cavité péritonéale.

En présence d'une pareille conviction, il ne nous restait plus qu'une indication : l'intervention et l'intervention par la voie abdominale ; puisque nous avions une saillie fluctuante dans la fosse iliaque qui nous permettait de croire la tumeur très accessible de ce côté-là.

Il y avait une autre raison qui nous conviait à choisir la voie abdominale dans notre intervention : c'est que le danger, le très grand danger, de ces hémorrhagies internes et à répétition qui se font dans l'intérieur de l'abdomen c'est leur source qu'on ne peut tarir qu'en allant droit au but, c'est-à-dire, en attaquant tout de suite la déchirure de l'organe annexiel qui saigne et fournit le sang ?

C'est ce que vous m'avez vu faire ! Après avoir ouvert le ventre sur la ligne sous-ombilico-pubienne, en évitant la vessie qui faisait saillie, quoique vidée, à l'extrémité inférieure de l'incision, nous avons rapidement débarrassé le bassin des caillots nombreux que nous rencontrions sans nous en étonner, — caillots noirs, évalués à un litre environ.— puis nous avons cherché immédiatement l'annexe qui devait entretenir l'hémorrhagie et vous avez vu qu'après avoir sorti un kyste de la grosseur d'une petite orange, situé entre le pavillon de la trompe et l'ovaire droits — c'était lui qui donnait la fluctuation à la tumeur ; — nous avons trouvé sur la face postérieure du ligament large de ce côté une déchirure, assez large, témoignant que la rupture avait eu lieu en ce point. C'est au-dessus de cette partie saignante que nous avons posé notre double ligature et c'est au-dessous de cette ligature que nous avons sectionné le pédicule comprenant dans son entier le kyste qui contenait du liquide séreux, louche, assez semblable à du liquide amniotique, souillé de méconium. Nous avons en plus sorti un caillot dur, gros, comme un œuf de pigeon, qui sera examiné.

Notre diagnostic était donc exact et s'est vérifié par l'opération. Mais, me direz-vous, si c'était une grossesse extra-utérine, il devait y avoir un fœtus ou un embryon ? C'est le cas de répondre : distinguons ! Quand on opère une grossesse ectopique après le 5e mois, on trouve en effet presque toujours un fœtus, quelquefois même un fœtus vivant ; mais quand on opère avant le 5e, le 4e et surtout le 3e mois, bien souvent l'embryon est dissous, est résorbé, et l'on ne trouve plus que des caillots, avec ou sans membranes, avec ou sans villosités choriales. Celles-ci sont d'ailleurs souvent altérées et il faut une grande habitude du microscope pour les déceler.

Dans tous les cas, retenez bien ceci : que toutes les fois que vous diagnostiquerez une hémorrhagie interne chez une femme qui présente des lésions du côté de l'abdomen, il faut toujours intervenir et le plus tôt possible ! A ceux qui médisent de la hardiesse de la chirurgie, je répondrai qu'ici elle n'est que de la pré voyance et j'ajouterai que dans les deux cas que je viens de vous exposer nous avons, grâce à une intervention décidée, sauvé la vie de nos deux malades, ce qui est une grande satisfaction pour nous, au point de vue chirurgical et au point de vue humanitaire.

TABLE DES MATIÈRES

Imp. J. Thevenot, Saint-Dizier (Hte-Marne).

Imp. J. Thevenot, Saint-Dizier (Haute-Marne).

www.ingramcontent.com/pod-product-compliance
Ingram Content Group UK Ltd.
Pitfield, Milton Keynes, MK11 3LW, UK
UKHW020554230726
13926UKWH00005B/2002

9 782016 148983